Jennifer Del Pino

Huiles essentielles, bibliothèque des maux et remèdes

Jennifer Del Pino

Huiles essentielles, bibliothèque des maux et remèdes

Guide pratique

Éditions Vie

Impressum / Mentions légales
Bibliografische Information der Deutschen Nationalbibliothek: Die Deutsche Nationalbibliothek verzeichnet diese Publikation in der Deutschen Nationalbibliografie; detaillierte bibliografische Daten sind im Internet über http://dnb.d-nb.de abrufbar.

Information bibliographique publiée par la Deutsche Nationalbibliothek: La Deutsche Nationalbibliothek inscrit cette publication à la Deutsche Nationalbibliografie; des données bibliographiques détaillées sont disponibles sur internet à l'adresse http://dnb.d-nb.de.

Coverbild / Photo de couverture: www.ingimage.com

Verlag / Editeur:
Éditions Vie
ist ein Imprint der / est une marque déposée de
OmniScriptum GmbH & Co. KG
Bahnhofstraße 28, 66111 Saarbrücken, Deutschland / Allemagne
Email: info@omniscriptum.com

Herstellung: siehe letzte Seite /
Impression: voir la dernière page
ISBN: 978-3-330-72142-5

Sommaire

Introduction

Encore trop peu connue en France, la médecine douce relève de techniques efficaces qui permettent de se soigner naturellement et sans danger, à condition de bien connaître la technique employée.

L'une de ces techniques dite de médecine douce, est l'***aromathérapie***[1]. Mais qu'est-ce que l'aromathérapie ? Eh bien, il s'agit de l'utilisation de plantes sous formes ***d'huiles essentielles***, à but médicinal. L'usage des plantes aromatiques est aussi ancien que la médecine. Trois mille ans avant notre ère, parmi les espèces médicinales connues des égyptiens, figurent déjà la Menthe, le Laurier et la Cannelle. En Grèce, l'utilisation des aromates est préconisée par Hippocrate. Les épices orientales (Gingembre, Girofle…), viennent s'ajouter aux herbes méditerranéennes comme la Lavande et le Thym.
Dès le XIe siècle, l'invention de la distillation par les savants arabes permet d'extraire les substances aromatiques. Mais c'est seulement à la fin du XIXe siècle que sont menées les premières études sur les propriétés des huiles essentielles.
En 1928, le chimiste Gattefossé créé le mot Aromathérapie, ouvrant la voie à la pratique moderne.

L'utilisation de ces huiles essentielles est diverse et peut se faire par voie interne ou par voie externe, c'est-à-dire, en ingestion, en inhalation, ou en application cutanée (sur la peau).
Vous retrouverez dans ce livre ces deux modes d'utilisation, déployés sous diverses formes, mais aussi quelques astuces de ***Naturopathie holistique*** ainsi que des conseils de Phytothérapie.
Des fiches recettes vous guideront dans l'utilisation des plantes, sous formes d'infusions, de lotions, de ***cataplasmes***, de bains et de bien d'autres façons. Avec plus de cent maux répertoriés, ce livre vous permettra de prévenir ou de guérir les problèmes du quotidien, mais aussi ceux plus rares, grâce aux huiles essentielles, employées seules ou en ***synergies***.

---

[1] Les définitions des mots en gras et italique se trouvent dans le lexique en fin de livre.

Retrouvez tous les conseils et les recettes pour vous soigner efficacement en fonction de vos douleurs et pour embellir vos recettes cosmétiques. Dans une autre partie, une huile essentielle à avoir toujours sous la main vous sera présentée en détails : La Lavande vraie.
A quoi sert-elle, dans quels cas et comment l'utiliser, à quelle dose et à quelle fréquence ? Plusieurs fiches recettes vous permettront de décliner l'utilisation de cette huile essentielle au quotidien.

Les remèdes naturels proposés dans cet ouvrage s'appliquent à des maladies sans gravité, ou si tel est le cas, ces remèdes viennent en complément de médicaments pour aider à soulager les douleurs. Lorsque les symptômes persistent, il est important de consulter un médecin. En cas de complément à une ordonnance, l'avis d'un médecin ou d'un spécialiste en Aromathérapie est nécessaire.

Les synergies proposées dans cet ouvrage sont issues des années d'expériences, théoriques et pratiques, de l'auteur et d'autres professionnels.
Il est déconseillé d'utiliser d'autres mélanges de plantes que ceux indiqués sans connaître ces plantes.
Le mélange de certaines d'entre elles peuvent entrainer des effets indésirables.
Alors avant de vous plonger dans la découverte et la pratique des huiles essentielles, prenez quelques minutes pour lire attentivement les précautions d'emploi.

Liste des huiles essentielles par ordre alphabétique[2]

A

Achillée millefeuille
Ail
Ajowan
Aneth
Angélique

B

Basilic
Basilic tropical
Benjoin
Bergamote
Bois de rose
Bouleau

C

Cajeput
Camomille romaine
Camomille allemande
Cannelle de Ceylan
Cannelle de Chine
Cardamome
Carotte
Carvi
Cataire citronnée
Cèdre de l'Atlas
Cèdre de Virginie
Céleri
Christe marine
Ciste

[2] Liste non exhaustive

I
Inule odorante

J
Jasmin

K
Katafray
Khella
Kunzea

L
Laurier noble
Lavande aspic
Lavande vraie
Lavandin grosso
Lemongrass
Lentisque pistachier
Listée citronnée
Livèche

M
Magnolia
Mandarine jaune
Mandarine rouge
Mandarine verte
Manuka
Marjolaine
Mélisse
Menthe poivrée
Menthe des champs
Muscade
Myrrhe
Myrte rouge

N

Nard
Niaouli
Néroli
Noix de muscade

O

Orange amère
Orange douce
Orange sanguine
Origan d'Espagne
Origan de Grèce

P

Palmarosa
Patchouli
Pamplemousse
Persil
Petit grain bigaradier
Petit grain Mandarine
Pin de Patagonie
Pin sylvestre
Poivre noir
Pruche

R

Ravensare aromatique
Ravintsara
Rhododendron
Romarin à camphre
Romarin à cinéole
Romarin à verbénone
Rose de Damas

Liste des huiles essentielles par propriétés générales

Les tableaux ci-après recensent les principales huiles essentielles ainsi que leurs propriétés. Toutefois, ces huiles essentielles et leurs propriétés étant nombreuses, la liste est non exhaustive.

Les définitions des propriétés citées dans ces tableaux figurent dans le lexique de fin.

	Achillée	Ail	Ajowan	Aneth	Angélique
Antalgique					
Antibactérienne			x		
Antidouleur					
Antidouleur musculaire					
Antifatigue					
Antifongique		x	x		
Antihémorragique					
Antiparasitaire		x	x		
Antirhumatismale					
Antispasmodique	x			x	x
Apaisante					x
Apaisante nerveuse					x
Anti-infectieuse					
Anti-inflammatoire	x			x	x
Antiseptique		x			
Antivirale			x		
Apéritive					x
Astringente	x				
Cicatrisante	x				
Réparatrice	x				

	Basilic doux	Basilic tropical	Bergamote	Bois de rose	Bouleau
Antalgique		x			x
Antibactérienne	x	x		x	
Antidouleur					
Antidouleur musculaire					
Antifatigue					
Antifongique				x	
Antihémorragique					
Antiparasitaire			x		
Antirhumatismale					x
Antispasmodique	x	x	x		x
Apaisante			x		
Apaisante nerveuse	x				
Anti-infectieuse	x				
Anti-inflammatoire	x	x			x
Antiseptique			x	x	
Antivirale	x	x		x	
Apéritive					
Astringente					
Cicatrisante					
Réparatrice			x	x	

	Cajeput	Camomille romaine	Cannelle de Chine	Cèdre de l'Atlas	Ciste
Antalgique		x			
Antibactérienne			x		x
Antidouleur					
Antidouleur musculaire					
Antifatigue			x		
Antifongique				x	
Antihémorragique					
Antiparasitaire	x	x	x		
Antirhumatismale					
Antispasmodique	x	x			
Apaisante				x	
Apaisante nerveuse		x			x
Anti-infectieuse					x
Anti-inflammatoire		x			
Antiseptique	x			x	
Antivirale			x		x
Apéritive					
Astringente					
Cicatrisante				x	x
Réparatrice					

	Eucalyptus citronné	Eucalyptus globulus	Gaulthérie couchée	Géranium rosat	Gingembre
Antalgique	x		x	x	x
Antibactérienne		x		x	
Antidouleur			x		
Antidouleur musculaire			x		
Antifatigue					x
Antifongique		x		x	
Antihémorragique					
Antiparasitaire					
Antirhumatismale			x		
Antispasmodique	x		x		x
Apaisante	x				
Apaisante nerveuse	x				
Anti-infectieuse					
Anti-inflammatoire	x		x	x	x
Antiseptique		x		x	
Antivirale		x			
Apéritive					x
Astringente					
Cicatrisante				x	
Réparatrice					

	Hélichryse	Katafray	Laurier noble	Lavande aspic	Lavande vraie
Antalgique		x	x	x	x
Antibactérienne			x	x	
Antidouleur					
Antidouleur musculaire					x
Antifatigue		x			
Antifongique			x		
Antihémorragique					
Antiparasitaire					
Antirhumatismale					
Antispasmodique	x				x
Apaisante	x				
Apaisante nerveuse	x				x
Anti-infectieuse					
Anti-inflammatoire	x	x			x
Antiseptique				x	x
Antivirale			x	x	
Apéritive					
Astringente	x				
Cicatrisante	x			x	x
Réparatrice					x

	Lemongrass	Mandarine verte	Manuka	Menthe poivrée	Niaouli
Antalgique				x	
Antibactérienne			x		x
Antidouleur					
Antidouleur musculaire					
Antifatigue				x	
Antifongique			x		
Antihémorragique					
Antiparasitaire					
Antirhumatismale					
Antispasmodique		x			
Apaisante	x	x			
Apaisante nerveuse	x			x	
Anti-infectieuse					x
Anti-inflammatoire	x			x	x
Antiseptique		x	x		
Antivirale			x		x
Apéritive					
Astringente					
Cicatrisante					
Réparatrice					

	Orange douce	Pamplemousse	Petit grain	Pin sylvestre	Ravintsara
Antalgique					
Antibactérienne			x	x	
Antidouleur					
Antidouleur musculaire		x			
Antifatigue				x	x
Antifongique				x	
Antihémorragique					
Antiparasitaire					
Antirhumatismale					
Antispasmodique			x		
Apaisante	x	x			
Apaisante nerveuse	x	x	x	x	x
Anti-infectieuse					
Anti-inflammatoire			x		
Antiseptique	x	x		x	
Antivirale					x
Apéritive		x			
Astringente		x			
Cicatrisante			x		
Réparatrice			x		

	Romarin à verbénone	Rose de Damas	Sapin baumier	Sarriette	Sauge sclarée
Antalgique			x	x	
Antibactérienne				x	
Antidouleur					
Antidouleur musculaire					
Antifatigue			x	x	x
Antifongique				x	
Antihémorragique					
Antiparasitaire					
Antirhumatismale					
Antispasmodique			x		x
Apaisante					x
Apaisante nerveuse	x	x			x
Anti-infectieuse	x			x	
Anti-inflammatoire			x		
Antiseptique	x	x	x		
Antivirale					
Apéritive					
Astringente		x			
Cicatrisante	x	x			
Réparatrice		x			

	Tea tree	Thym à thymol	Verveine	Vétiver d'Haïti	Ylang Ylang
Antalgique					
Antibactérienne	x	x			
Antidouleur					
Antidouleur musculaire					
Antifatigue	x	x	x		
Antifongique	x				
Antihémorragique					
Antiparasitaire	x	x			
Antirhumatismale					
Antispasmodique					
Apaisante				x	x
Apaisante nerveuse			x	x	x
Anti-infectieuse					
Anti-inflammatoire	x		x		
Antiseptique		x			
Antivirale	x	x			
Apéritive					
Astringente					
Cicatrisante					
Réparatrice					

Dosage et conversion des huiles essentielles

Pour une utilisation à but thérapeutique des huiles essentielles, il convient de respecter un dosage d'environ 8 à 12 % (selon la densité de l'huile essentielle), pour 10 ml d'huile végétale.

Exemple : Une dilution à 8% d'huile essentielle dans 10 ml d'huile végétale correspond à 0,8 ml d'huile essentielle.

Conversion en gouttes :
- 1 goutte d'huile essentielle = 0,04 ml
- 25 gouttes d'huile essentielle = 1 ml

Exemple : 8% d'huile essentielle, soit 0,8 ml, correspond à combien de gouttes ? Pour cela, il suffit de multiplier le nombre de gouttes d'huile essentielle qu'il faut pour 1 ml, par le nombre de ml nécessaire pour la recette : 25x0,8 = 20
Il faut donc 20 gouttes d'huile essentielle pour 8%, soit 0,8 ml.

Tableaux de dosages et de conversions (doses maximales indiquées)

Soins du visage :

Huile végétale	**En % d'HE**	**En ml d'HE**	**En gouttes d'HE**
10 ml	3	0,3	8
100 ml	3	3	75

Soins du corps :

Huile végétale	En % d'HE	En ml d'HE	En gouttes d'HE
10 ml	8	0,8	20
100 ml	8	8	200

Huiles de massages :

Huile végétale	En % d'HE	En ml d'HE	En gouttes d'HE
10 ml	8	0,8	20
100 ml	8	8	200

Précautions d'utilisation des huiles essentielles

Les huiles essentielles sont puissantes et doivent être employées avec précaution. En cas de doute sur l'utilisation d'une huile, demandez conseil à un professionnel.

- Les huiles essentielles sont à conserver à l'abri de la lumière et de la chaleur, de préférence dans un flacon fermé, en verre ambré et hors de portée des enfants.

- Les animaux sont particulièrement sensibles aux huiles essentielles du fait de leur odorat fortement développé. Penser à eux et éviter de diffuser ou d'utiliser une huile essentielle en présence d'un animal.
  Soigner nos amis les animaux avec les huiles essentielles est possible, demandez conseil à votre vétérinaire.

- Sans connaissance des huiles essentielles, les doses et posologies conseillées dans cet ouvrage doivent être respectées.

- Ne pas utiliser les huiles essentielles sur les femmes enceintes ou allaitantes, sauf indication contraire.

- Ne pas utiliser les huiles essentielles sur les enfants de moins de 7 ans, sauf indication contraire.

- Ne pas utiliser les huiles essentielles sur les personnes ayant des problèmes de santé sans avis médical.

- Certaines huiles essentielles sont ***photo sensibilisantes***, ne pas s'exposer au soleil pendant huit heures après utilisation[3] :

  - *Angélique*
  - *Bergamote*
  - *Céleri*

[3] Liste non exhaustive

- *Citron*
- *Mandarine*
- *Orange*
- *Pamplemousse*
- *Verveine odorante*
- *Millepertuis*

o Les huiles essentielles suivantes sont oestrogen-like :

- *Fenouil doux*
- *Cyprès*
- *Sauge sclarée*
- *Sauge officinale*
- *Genévrier*
- *Patchouli*
- *Niaouli*
- *Anis vert*
- *Aneth*
- *Carvi*
- *Cèdre*
- *Ravensaré anisé*
- *Cumin*

Elles ne doivent pas être utilisées en cas de maladies cancéreuses, kystes, fibromes, nodules ou mastoses.

o Les huiles essentielles ne doivent pas être appliquées sur les yeux et dans les oreilles. En cas de contact, appliquer une huile végétale (Amande douce, Noyau d'Abricot, Ricin…) et rincer à l'eau avant de consulter un médecin.

o Certaines huiles essentielles peuvent être irritantes ou sensibilisantes. Avant utilisation, tester sur une petite partie du corps (ex. : pli du coude).

o Ne pas inhaler d'huiles essentielles en cas de problèmes respiratoires.

- Les injections d'huiles essentielles sont interdites.

- En cas d'ingestion trop importante ou accidentelle, ingérer de l'huile végétale puis consulter un médecin.

- Les huiles essentielles ne sont pas solubles dans l'eau et doivent être mélangées à une substance
avant ingestion ou application sur la peau (miel, sucre, mie de pain, huile végétale, comprimé neutre).

- Certaines huiles essentielles peuvent être employées pures, sur conseil d'un professionnel.

<u>L'utilisation des huiles essentielles ne signifie pas l'arrêt d'un traitement médical en cours et ne remplace pas une ordonnance sans l'avis d'un médecin</u>.

- L'association des huiles essentielles à un traitement médical est possible <u>avec avis d'un médecin</u>.

- Après utilisation d'une huile essentielle, il est recommandé de bien se laver les mains avec du savon.

- Les huiles essentielles anti-inflammatoires ne doivent pas être utilisées plus de sept jours consécutifs sans l'avis d'un professionnel.

<u>Comment conserver vos huiles essentielles</u> ?
Une huile essentielle se conserve entre deux et cinq ans. Cependant, certaines conditions peuvent altérer une huile essentielle. Pour éviter toute altération, un flacon doit être conservé à l'abri de la chaleur et de la lumière et doit être bien refermé. Certains facteurs permettent de repérer les huiles essentielles périmées :

- Couleur devenue plus sombre
- Odeur modifiée
- Huile fluide devenue visqueuse

Chaque flacon acheté dans le commerce doit comporter une date limite d'utilisation.

> Les informations communiquées dans ce livre sont issues de la formation et de l'expérience professionnelle de l'auteur, ainsi que d'ouvrages et de sites spécialisés.
>
> Les références sur les divers maux présents sont tirées d'ouvrages et de sites médicaux.
>
> L'ensemble de ces informations et références ne constituent en aucun cas une information médicale et n'engage pas la responsabilité de l'auteur.

Les douleurs et leurs remèdes

A - Z

A

Abcès (cutané)

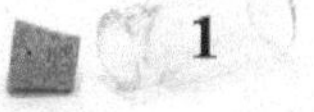
1

L'abcès est une poche de pus formée aux dépens des tissus normaux, résultat des défenses anti-infectieuses. Un abcès peut être superficiel ou profond, et apparaître sur n'importe quelle partie du corps.

* *

Huiles essentielles : *Lavande vraie – Lavandin - Hélichryse italienne – Tea tree - Laurier noble*[4]

Voie externe : HE Laurier noble + HE Lavande vraie + HE Ajowan

Verser une goutte de chaque huile essentielle puis appliquer le mélange sur l'abcès, deux fois par jour.

Le conseil de la naturopathe : Si les huiles essentielles pures provoquent des sensations de brûlures, les diluer dans de l'huile végétale de Calophylle.

[4] Liste non exhaustive

Recette

Cataplasme abcès cutané

Temps de préparation : Environ 15 mn
Conservation : Aucune

Argile illite– *2 cuillères à café*
HE Hélichryse italienne – *2 gouttes*
HE Tea tree – *2 gouttes*
HV Amande douce – *1 cuillère à café*

* *

Chauffer l'argile au bain-marie jusqu'à ce qu'elle atteigne une température tiède.
Mélanger les huiles essentielles à l'huile végétale, puis mélanger l'ensemble des ingrédients dans un récipient avec une cuillère en bois.
Appliquer le mélange tiède sur un linge propre puis sur l'abcès.
Laisser poser pendant 30 minutes.
Rincer à l'eau tiède.
Renouveler plusieurs fois par jour.

* *

Mesures d'hygiène : il est important de bien se laver les mains avant et après l'emploi des ingrédients cités ci-dessus.

Acné

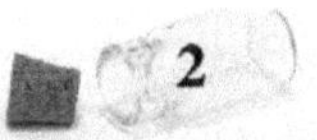

L'acné est une affection dermatologique qui commence vers la puberté pour se terminer aux alentours de l'âge de vingt ans. Cette dermatose peut cependant continuer à l'âge adulte. Il s'agit d'une affection hormono-dépendante caractérisée par des boutons (comédons, papules, nodules, pustules), siégeant principalement sur le visage.

_

Huiles essentielles : *Géranium Egypte - Géranium bourbon - Tea tree - Lavande aspic – Lavandin – Néroli – Camomille - Petit grain -Laurier noble - Citron - Bois de rose*[5]

Voie externe : HE Géranium bourbon + HE Lavande aspic + HV Rose Musquée

Appliquer le mélange chaque soir, en massage sur l'ensemble du visage.

Voie externe : HE Tea tree + HE Lavande aspic + HE Romarin à verbénone

Appliquer le mélange bouton par bouton, deux fois par jour, à l'aide d'un coton-tige.

Le conseil de la naturopathe : Les huiles essentielles et végétales sont à appliquer sur une peau sèche et nettoyée.
Une bonne alimentation est essentielle pour une meilleure qualité de peau.

Attention : L'huile végétale de Rose musquée tache les tissus.

[5] Liste non exhaustive

Recette
Le masque anti-imperfections

Temps de réalisation : 5 à 10 mn
Conservation : environ 3 mois

Argile rouge – *5 cuillères à café*
Glycérine végétale – *2 cuillères à café*
Hydrolat de Lavande vraie – *3 cuillères à café*

Extrait de pépins de Pamplemousse – *5 gouttes*
HE Géranium égyptien – *5 gouttes*
HE Lavande aspic – *5 gouttes*

_

Faire fondre la glycérine au bain-marie ou au micro-ondes.
Mélanger l'ensemble des ingrédients avec une cuillère en bois.
Appliquer pendant 10 à 15 minutes puis rincer à l'eau tiède.
Renouveler une à deux fois par semaine.

_

Mesure d'hygiène : il est important de bien se laver les mains avant et après l'emploi des ingrédients cités ci-dessus.

Acouphène

3

Un acouphène est un bruit que l'on entend dans les oreilles. Ce symptôme est souvent dû à un traumatisme acoustique ou au vieillissement de l'oreille.

* *

Huiles essentielles : *Petit grain bigarade – Hélichryse italienne – Estragon - Patchouli – Basilic*[6]

Voie externe : HE Hélichryse italienne + HE Estragon + HE Cyprès + HE Patchouli

Appliquer une goutte du mélange en massage autour de l'oreille jusqu'à amélioration.

Voie externe : HE Hélichryse italienne + HE Basilic + HE Petit grain bigarade

Verser deux gouttes de chaque huile essentielle et appliquer autour de l'oreille matin et soir.

Aérophagie

4

L'aérophagie est le fait d'avaler de l'air en trop grande quantité en mangeant ou en buvant. L'accumulation de l'air dans l'estomac peut provoquer des éructations mais entraîne surtout une ***distension***.

Voir *Ballonnement*.

[6] Liste non exhaustive

Allergie

5

L'allergie est un dysfonctionnement du système immunitaire. C'est une réaction de défense excessive du ***système immunitaire*** en réponse à des substances normalement inoffensives (allergènes).

_

Huiles essentielles : *Estragon – Menthe poivrée – Eucalyptus radiata – Camomille romaine – Genièvre – Lemongrass - Citron – Géranium Egypte - Niaouli*[7]

Allergie cutanée, voie externe : HE Lavande vraie + HE Géranium Egypte + HE Camomille romaine + HE Estragon + HV Amande douce

Mélanger deux gouttes de chaque huile essentielle à une cuillère à soupe d'huile végétale.
Appliquer le mélange jusqu'à quatre fois par jour sur la zone touchée.

Allergie respiratoire : HE Menthe poivrée + HE Eucalyptus citronné + HE Camomille romaine

Appliquer quelques gouttes du mélange sur un mouchoir et inspirer profondément plusieurs fois. Recommandé jusqu'à quatre fois par jour.

Ce mélange peut également être diffusé dans la maison ou être pris en inhalation dans un bol d'eau.

Mélangées à de l'huile végétale, ces huiles essentielles peuvent être appliquées en massage sur le thorax et le haut du dos.

[7] Liste non exhaustive

Le conseil du naturopathe : Dans les cas d'allergies, les aliments jouent un rôle primordial, en particulier les acides gras essentiels. Les huiles riches en Oméga 3 sont à privilégier.

Angine

6

L'angine est une infection aigüe causée par des bactéries ou des virus. Cette infection s'étend au niveau de la gorge, jusqu'au pharynx. Elle est caractérisée par des démangeaisons et / ou brûlures en déglutissant. Des signes de fièvre, de maux de tête et des difficultés à parler peuvent également apparaître.

_

Huiles essentielles : *Eucalyptus – Eucalyptus citronné – Citron – Menthe poivrée – Sauge – Bergamote - Bois de santal - Thym – Marjolaine*[8]

Voie interne : HE Eucalyptus + HE Thym + HE Tea tree

Verser une goutte de chaque huile essentielle dans une cuillère à café de miel.
A prendre quatre fois par jour.

Voie externe : HE Eucalyptus + HE Marjolaine + HE Menthe poivrée + HV Abricot

Verser une goutte de chaque huile essentielle dans une cuillère à café d'huile végétale de Noyau d'Abricot.
Masser le thorax, le haut du dos et la plante des pieds deux fois par jour.

Le conseil de la naturopathe : Pour un résultat rapide, l'utilisation des huiles essentielles est recommandée dès l'apparition des premiers symptômes.

[8] Liste non exhaustive

Angoisse 7

Une angoisse est une profonde anxiété, consciente ou inconsciente, née d'une peur. Il s'agit d'un sentiment d'alerte psychique et de mobilisation somatique.

Voir *Insomnie*.

Le conseil de la naturopathe : Masser régulièrement la face interne du poignet gauche, le long du pli du poignet, avec ou sans huile essentielle.

Anxiété 8

L'anxiété est une tension nerveuse, une inquiétude profonde et pénible causée par l'incertitude et / ou l'attente.

Voir *Insomnie*.

Aphte 9

L'aphte est une lésion superficielle de la muqueuse buccale et de l'oropharynx.

_

Huiles essentielles : *Bois de rose – Giroflier - Cajeput – Laurier noble – Fenouil - Sauge*[9]

[9] Liste non exhaustive

Voie interne : HE Laurier noble + HE Fenouil + HE Cajeput

Verser une goutte de chaque huile essentielle sur un coton-tige ou une compresse.
Appliquer sur l'aphte pendant plusieurs minutes.
A réaliser deux fois par jour.

Voie interne : HE Laurier noble + HV Rose musquée

Appliquer le mélange sur la lésion à l'aide d'un coton-tige, deux à trois fois par jour.

Articulation (Douleurs d')

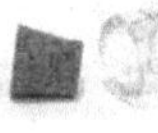
10

La douleur articulaire est une inflammation de l'articulation, qui peut s'étendre aux tissus proches. La cause peut être diverse, bégnine ou dégénératrice. La douleur articulaire est généralement appelée *Rhumatisme*.

* *

Huiles essentielles : *Lavande vraie – Genévrier - Hélichryse italienne – Pin sylvestre - Gaulthérie couchée – Menthe poivrée - Eucalyptus citronné*[10]

Voie externe : HE Gaulthérie + HE Lavande vraie + + huile de massage Arnica

Mélanger trois gouttes d'huile essentielle de Gaulthérie, deux gouttes d'huile essentielle de Lavande vraie à l'huile de massage d'Arnica puis masser localement.
A utiliser jusqu'à quatre fois par jour.

[10] Liste non exhaustive

Voie externe : HE Genévrier + HE Gaulthérie + HE Térébenthine + HE Hélichryse italienne

Mélanger une à deux gouttes de chaque huile essentielle au gel moussant du bain ou de la douche, ou à une cuillère à soupe d'huile végétale. Mélanger à l'eau du bain.
Respecter une durée maximale de 20 minutes.

Le conseil de la naturopathe : L'argile verte soulage les articulations douloureuses. A appliquer en cataplasme froid sur les zones concernées et à renouveler plusieurs fois dans la journée, jusqu'à diminution ou disparition de la douleur.

- Utiliser une argile verte Montmorillonite.
- Utiliser un tissu propre pour chaque cataplasme.

Recette

Huile chauffante pour les muscles

Temps de préparation : 10 mn
Conservation : 1 à 3 mois

HV Moutarde – *13 ml*
Huile de massage Arnica – *15 ml*
HE Gaulthérie – *10 gouttes*
HE Camphre – *5 gouttes*

_

Verser les huiles essentielles dans un flacon en verre ambré d'une contenance de 30 ml.
Ajouter l'huile végétale et l'huile de massage jusqu'à hauteur du flacon.
Boucher puis homogénéiser la préparation.
Verser quelques gouttes du mélange sur la zone douloureuse et masser lentement.
A utiliser avant et après un effort physique intense ou pendant une période de troubles musculaires.

_

Mesures d'hygiène : il est important de bien se laver les mains avant et après l'emploi des ingrédients cités ci-dessus. Cette préparation doit être conservée à l'abri de la lumière et de la chaleur.

Recette
Huile de massage articulations douloureuse

Temps de réalisation : 10 mn
Conservation : 1 à 3 mois

Huile massage Arnica – *100 ml*
HE Gaulthérie couchée – *60 gouttes*
HE Hélichryse italienne – *15 gouttes*
HE Menthe poivrée – *10 gouttes*

_

Verser les huiles essentielles dans un flacon en verre ambré.
Ajouter l'huile de massage puis mélanger.
Appliquer la préparation matin et soir sur les zones douloureuses, en massages.
A utiliser maximum quatre fois par jour, pendant sept jours.

_

Mesures d'hygiène : il est important de bien se laver les mains avant et après l'emploi des ingrédients cités ci-dessus.
Cette préparation doit être conservée à l'abri de la lumière et de la chaleur.

Recette

Cataplasme articulations douloureuses

Temps de préparation : Environ 15 mn
Conservation : Aucune

Argile verte – 3 *cuillères à café*
Huile de massage arnica – *1 cuillère à café*
HE Hélichryse italienne – *2 gouttes*
HE Lavande – *2 gouttes*
HE Eucalyptus citronné – *1 goutte*

* *

Chauffer l'argile au bain-marie jusqu'à ce qu'elle atteigne une température tiède. Mélanger les huiles essentielles à l'huile végétale, puis mélanger l'ensemble des ingrédients dans un récipient avec une cuillère en bois. Appliquer le mélange froid sur un linge propre puis sur la zone douloureuse. Laisser poser pendant 30 minutes. Rincer à l'eau tiède. <u>Renouveler plusieurs fois par jour si besoin, maximum trois fois.</u>

* *

<u>Mesures d'hygiène</u> : il est important de bien se laver les mains avant et après l'emploi des ingrédients cités ci-dessus.

Arthrite

11

L'arthrite est une inflammation aigüe ou chronique des articulations. Son origine peut être rhumatismale ou infectieuse.

Voir *Articulation (douleurs d')*.

Arthrose

12

L'arthrose est une affection chronique qui se manifeste par des douleurs persistantes aux articulations, causées par l'usure anormale du cartilage et de l'ensemble de l'articulation. Il s'agit d'une forme d'arthrite fréquente.

Voir *Articulation (douleurs d')*.

Asthénie

13

L'asthénie est un terme médical pour désigner la fatigue. Elle est caractérisée par une faiblesse générale de l'organisme, conduisant à l'épuisement.
L'asthénie peut être d'origine psychique, due à un stress chronique et / ou une grande anxiété, une dépression. Elle peut également être d'origine organique, découlant d'une ***pathologie***.

* *

Huiles essentielles : *Citron - Genièvre – Basilic - Menthe poivrée - Romarin - Eucalyptus - Cannelle*[11]

[11] Liste non exhaustive

Voie interne : HE Romarin + HE Citron + HE Eucalyptus

Verser une goutte de chaque huile essentielle sur un quart de sucre de canne ou un comprimé neutre et laisser fondre dans la bouche. A Prendre trois fois par jour.

Voie externe : HE Orange douce

Appliquer une goutte d'huile essentielle sur la face interne du poignet gauche chaque matin.

Le conseil de la naturopathe : Masser régulièrement le point qui se situe deux doigts sous le nombril, pendant environ deux minutes.
Pour un effet coup de fouet, une cure de Gelée Royale, à raison d'un gramme par jour avant le petit déjeuner, pendant un mois.

B

Ballonnement

14

Le ballonnement est un état désagréable ressenti à la suite d'un gonflement du ventre, provoqué par des gaz intestinaux.

* *

Huiles essentielles : *Cardamome – Fenouil doux - Menthe poivrée – Basilic tropical – Carvi – Sauge – Marjolaine - Cumin des près - Estragon - Citron*[12]

Voie interne : HE Basilic tropical + HE Citron + HE Menthe poivrée

Verser une goutte du mélange dans une cuillère à café de miel ou sur un petit sucre de canne.
A prendre avant les repas.

Voie externe : HE Menthe poivrée + HV Ricin

Appliquer deux gouttes d'huile essentielle dans une cuillère à café d'huile de Ricin et masser le ventre.

Voie interne : HE Menthe poivrée + HE Cumin des près + HE lavande vraie

Verser une à deux gouttes du mélange dans une cuillère à café de miel. A prendre pendant les repas.

Le conseil de la naturopathe : Lors de ballonnements, ne pas ingérer de boissons gazeuses et réduire la consommation de produits laitiers.
Lorsque la cause du ballonnement est d'origine nerveuse, inclure une goutte d'huile essentielle de Lavande pour favoriser la détente.

---

[12] Liste non exhaustive

Bouton de fièvre

15

Un bouton de fièvre est une maladie infectieuse qui est contagieuse et récurrente. Cette maladie est causée par un virus qui porte le nom d'Herpès simplex.

* *

Huiles essentielles : *Lavande aspic – Menthe poivrée - Ravintsara – Tea tree – Thym*[13]

Voie externe : HE Ravintsara + HE Thym + HE Lavande aspic + HE Menthe poivrée

Appliquer deux gouttes du mélange sur le bouton de fièvre cinq à six fois par jour.

Voie externe : HE Niaouli

Appliquer une goutte sur le bouton de fièvre toutes les deux heures.

Bronchite

16

Une bronchite est une inflammation des voies respiratoires supérieures. Il existe la bronchite aigüe et la bronchite chronique. Les infections aigües sont les plus fréquentes.

* *

Huiles essentielles : *Eucalyptus – Cyprès – Niaouli - Bois de rose – Thym à linalol - Sapin baumier*[14]

[13] Liste non exhaustive
[14] Liste non exhaustive

Voie externe : HE Sapin baumier + HE Eucalyptus + HV Macadamia

Mélanger deux gouttes de chaque huile essentielle à une cuillère à soupe d'huile végétale.
Masser la poitrine et le haut du dos. Ce mélange peut aussi être pris en bain pendant vingt minutes.

Le conseil de la naturopathe : Pour un résultat rapide, l'utilisation des huiles essentielles est à commencer dès les premiers symptômes.

Brûlure d'estomac

Une brûlure d'estomac est un mal fréquent qui se présente généralement après les repas ou en position allongée. Elle se traduit par la remontée des aliments vers l'œsophage, provoquant une inflammation. La douleur résulte des acides produits par l'estomac.

Voir *Reflux gastrique*.

Brûlure légère

18

Une brûlure est une lésion de la peau ou des muqueuses provoquée par une exposition à une chaleur intense ou par le contact avec un agent physique ou chimique.

* *

Huiles essentielles : *Lavande vraie – Lavandin – Géranium - Sauge-Giroflier – Thym – Sarriette - Romarin - Niaouli – Eucalyptus globulus*[15]

Huile végétale *: Amande douce*[16]

Voie externe : HE Lavande vraie + HE Eucalyptus globulus + HE Sauge

Verser une goutte de chaque huile essentielle dans une noisette d'huile végétale d'Amande douce, puis appliquer sur la brûlure en onction et protéger par une gaze.

[15] Liste non exhaustive
[16] Liste non exhaustive

C

Carence générale 19

Une carence est un manque ou une absence d'une substance nécessaire au bon fonctionnement de l'organisme. Une carence nutritionnelle est souvent due à un défaut d'apport dans l'alimentation.
L'Aromathérapie est une aide pour traiter les symptômes d'une carence mais ne comblera pas à elle seule une carence nutritionnelle.

_

Huiles essentielles : *Citron – Petit grain bigarade - Camomille - Eucalyptus – Lavande vraie – Basilic – Romarin – Sauge – Pin sylvestre – Orange douce - Gingembre – Carotte sauvage - Thym*[17]

Tonicité, voie externe : HE Orange douce + HE Eucalyptus

Appliquer une goutte de chaque huile essentielle sur la face interne des poignets, le matin au lever.

Anémie, voie interne : HE Citron + HE Ravintsara

Appliquer une goutte de chaque huile essentielle dans une cuillère à café de miel ou sur un quart de sucre de canne. A prendre matin et soir.

Fer, voie interne : HE Romarin + HE Thym

Appliquer une goutte de chaque huile essentielle dans une cuillère à café de miel ou sur un quart de sucre de canne (ou un comprimé neutre).
A prendre matin et soir.

Le conseil de la naturopathe : Outre l'utilisation des huiles essentielles pour aider à combler certaines carences, il est essentiel de rétablir l'hygiène alimentaire et l'hygiène physique. Afin de rééquilibrer l'alimentation et de définir un programme adapté, la consultation d'un professionnel est recommandée.

[17] Liste non exhaustive

Des cures de fer, de magnésium et de vitamines C ou D peuvent également venir en complément d'une alimentation équilibrée.

Cellulite 20

La cellulite est une modification des cellules graisseuses et des fibres collagènes. C'est le résultat d'une accumulation excessive de graisse dans les couches profondes de la peau.

Huiles essentielles : *Citron – Genévrier – Origan – Cyprès – Hélichryse italienne – Lemongrass – Romarin - Cèdre de l'Atlas - Pamplemousse - Eucalyptus citronné*[18]

Huiles végétales : *Avocat - Argan - Amande douce*[19]

Voie externe : HE Citron + HE Pamplemousse + HV Avocat

Appliquer trois gouttes de chaque huile essentielle dans une cuillère à soupe d'huile d'Avocat.
Appliquer le mélange en palper rouler sur les zones à traiter.

[18] Liste non exhaustive
[19] Liste non exhaustive

Recette

Crème anticellulite

Temps de réalisation : 24 heures
Conservation : Environ 3 mois

HE Citron – *5 gouttes*
HE Cèdre de l'Atlas – *10 gouttes*
HE Pamplemousse – *5 gouttes*
Beurre de Karité –*20 grammes*
HV Argan ou Amande douce – *2 cuillères à soupe*

_

Faire fondre le beurre de Karité au bain-marie.
Ajouter les huiles végétales et essentielles au beurre de Karité.
Verser le mélange dans un contenant approprié.
Laisser refroidir pendant 24 heures à température ambiante avant de refermer le contenant.
Masser les zones concernées (cuisses et hanches) matin et soir jusqu'à amélioration.

*_

Mesures d'hygiène : il est important de bien se laver les mains avant et après l'emploi des ingrédients cités ci-dessus.

Chéloïde

21

La cicatrice chéloïdienne est une forme de cicatrise résultant d'une excroissance du derme au niveau d'une blessure guérie. Il s'agit d'une cicatrice bénigne et non contagieuse, souvent disgracieuse.

_

Huiles essentielles : *Lavande vraie – Gaulthérie couchée - Hélichryse italienne – Tea tree - Ciste*[20]

Huiles végétales : *Rose musquée – Avocat - Argousier - Macadamia - Argan*[21]

Voie externe : HE Gaulthérie couchée

A appliquer pure sur la chéloïde matin et soir jusqu'à amélioration, pendant sept jours maximum.

Le conseil de la naturopathe : Après amélioration, des cataplasmes de miel et d'huiles essentielles peuvent être appliqués sur la cicatrice.

[20] Liste non exhaustive
[21] Liste non exhaustive

Recette

Cataplasme pour traiter les chéloïdes

Temps de préparation : Environ 15 mn
Conservation : Aucune

Miel – *1 à 2 cuillères à café*
HE Hélichryse italienne – *2 gouttes*
HE Lavande – *3 gouttes*

_

Faire tiédir le miel pour le ramollir.
Mélanger les huiles essentielles à l'huile végétale, puis mélanger l'ensemble des ingrédients dans un récipient avec une cuillère en bois.
Appliquer le mélange tiède sur un linge propre (tissu, compresse, papier absorbant) puis sur la chéloïde.
Laisser poser pendant 30 minutes.
Rincer à l'eau tiède.
Renouveler deux fois par jour jusqu'à disparition.

_

Ne pas réutiliser un cataplasme.

_

Mesures d'hygiène : il est important de bien se laver les mains avant et après l'emploi des ingrédients cités ci-dessus.

Cheveu (Beauté du)

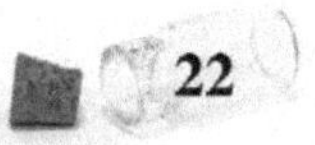

Quel que soit le type du cheveu, qu'il soit sec, fragilisé ou terne, une ou plusieurs huiles essentielles existent pour remédier à ces facteurs et retrouver la beauté du cheveu.

_

Huiles essentielles : *Menthe poivrée – Romarin – Bois de rose – Ylang Ylang – Géranium - Citron – Laurier noble – Lavande fine - Bergamote*[22]

Cheveu terne, voie externe : HE Géranium + HE Ylang Ylang + HE Citron

Appliquer une goutte de chaque huile essentielle dans une noix de shampoing.

Cheveu fin, sans volume, voie externe : HE Bois de rose

Appliquer une goutte d'huile essentielle dans une noix de shampoing.

[22] Liste non exhaustive

Recette

Shampoing naturel,
Tous types de cheveux

Temps de réalisation : 10 à 15 mn
Conservation : Environ 1 mois

HE Camomille romaine – *30 gouttes*
HE Ylang Ylang – *10 gouttes*
HE Lavande vraie – *10 gouttes*
Actif de protéines de riz – *10 ml*
Base neutre shampoing – *250 ml*

_

Verser la base neutre de shampoing dans un bol.
Ajouter l'actif, mélanger (étape facultative).
Verser les huiles essentielles, mélanger.
Transférer le mélange dans un flacon de 250 ml. Laisser reposer avant utilisation si de la mousse se forme.
Laver les cheveux avec une noix de shampoing et laisser poser quelques minutes avant le rinçage.

_

Mesures d'hygiène : il est important de bien se laver les mains avant l'emploi des ingrédients cités ci-dessus.

Recette

Masque capillaire

Temps de réalisation : 5 mn
Conservation : Utilisation immédiate

HV Coco – *1 cuillère à soupe*
HV Moutarde – *1 cuillère à soupe*
HE Citron – *1 goutte*
HE Tea tree – *2 gouttes*

_

Chauffer l'huile de Coco au bain-marie puis la verser dans un bol.
Ajouter l'huile de Moutarde, mélanger.
Incorporer les huiles essentielles, mélanger.
Appliquer le masque sur l'ensemble de la chevelure en massant le cuir chevelu.
Laisser poser pendant une à deux heures.
<u>A renouveler deux fois par mois</u>.

_

Les huiles végétales peuvent être remplacées.

_

<u>Mesures d'hygiène</u> : il est important de bien se laver les mains avant l'emploi des ingrédients cités ci-dessus.

Recette

Huile de soin
Cheveux secs

Temps de réalisation : 15 mn
Conservation : Environ 1 mois

HE Géranium – *1 cuillère à café*
HE Thym – *1 cuillère à café*
HE Santal – *10 gouttes*
HE Romarin – *2 cuillères à café*
HV Germes de blé – *50 cuillères à soupe*

* *

Ajouter les huiles essentielles à l'huile végétale. Mélanger puis transférer la préparation dans un flacon en verre ambré d'une contenance de cinquante ml.
Appliquer sur l'ensemble de la chevelure en insistant sur les longueurs.
Laisser poser pendant une heure à deux heures.
<u>A renouveler deux fois par mois.</u>

* *

<u>Mesures d'hygiène</u> : il est important de bien se laver les mains avant et après l'emploi des ingrédients cités ci-dessus.

Recette
Shampoing naturel pour bébés et enfants

Temps de réalisation : 15 mn
Conservation : Environ 1 mois

HE Lavande vraie – *3 gouttes*
HE Camomille romaine – *3 gouttes*
Base neutre shampoing – *50 ml*

* *

Verser la base neutre de shampoing dans un bol.
Ajouter les huiles essentielles, mélanger.
Transférer le mélange dans un flacon de 50 ml.
Laisser reposer la préparation si des bulles se forment.
Masser le cuir chevelu avec une noisette de shampoing.
Laisser poser une à deux minutes avant le rinçage.
<u>Utiliser à chaque shampoing</u>.

* *

<u>Mesures d'hygiène</u> : il est important de bien se laver les mains avant l'emploi des ingrédients cités ci-dessus.

Cholestérol

23

Le cholestérol est un corps gras qui circule dans le sang. Il est indispensable au bon fonctionnement de l'organisme. Le cholestérol est fabriqué en grande partie par l'organisme et le reste provient de l'alimentation et, est synthétisé majoritairement par le foie.

* *

Huiles essentielles : Coriandre – Angélique – Hysope - Romarin à verbénone – Romarin – Thym - Sauge - Hélichryse italienne – Citron - Livèche[23]

Voie interne : HE Romarin à verbénone

Une goutte dans une cuillère à café d'huile d'olive à prendre avant chaque repas.
En cure de trois semaines puis arrêt d'une semaine avant de reprendre la synergie.

[23] Liste non exhaustive

Recette

Préparation pour agir contre le cholestérol

Temps de réalisation : 10 mn
Conservation : 1 à 3 mois

HE Hélichryse italienne – *25 gouttes*
HE Coriandre graines – *25 gouttes*
HE Citron – *25 gouttes*
HE Romarin à verbénone – *25 gouttes*

_

Verser les huiles essentielles dans un flacon en verre ambré.
Homogénéiser délicatement la préparation.
Chaque jour, verser deux gouttes du mélange dans une cuillère à café d'huile d'Olive.
A prendre avant les repas.
<u>Utiliser en cure de trois semaines.</u>
<u>Respecter une semaine d'arrêt entre chaque cure.</u>

_

<u>Mesures d'hygiène</u> : il est important de bien se laver les mains avant et après l'emploi des ingrédients cités ci-dessus.

Cicatrice

24

La cicatrice est une marque due à une blessure, plaie, brûlure… qui apparait après la guérison. Il s'agit d'une régénération du tissu fibreux après une perte de substance.

_

Huiles essentielles : *Lavande vraie - Térébenthine - Hélichryse italienne - Romarin à verbénone*[24]

Huiles végétales : *Rose musquée – Piqui - Argan*[25]

Voie externe : HE Lavande aspic + HE Romarin à verbénone + HV Rose musquée

Appliquer le mélange sur la cicatrice matin et soir jusqu'à atténuation ou disparition.

Le conseil de la naturopathe : Le miel est un excellent cicatrisant. A appliquer en cataplasmes ou en compresses par exemple.

---

[24] Liste non exhaustive
[25] Liste non exhaustive

Recette

Lotion anti-cicatrices

Temps de réalisation : 5 mn
Conservation : 1 à 3 mois

HV Rose musquée – *10 cuillères à café*
HV Argan – *10 cuillères à café*
HE Lavande vraie – *35 gouttes*
HE Hélichryse italienne – *35 gouttes*

_

Ajouter les huiles essentielles aux huiles végétales puis mélanger à l'aide d'une spatule en bois.
Transférer le mélange dans un flacon pompe.
Appliquer matin et soir sur les cicatrices du corps et du visage jusqu'à amélioration ou disparition.

_

Mesures d'hygiène : il est important de bien se laver les mains avant et après l'emploi des ingrédients cités ci-dessus.
Cette préparation doit être conservée à l'abri de la lumière et de la chaleur.

_

Avertissement : L'HV de Rose musquée tache les tissus clairs.

Concentration (manque de) 25

Le manque de concentration, ou difficulté à se concentrer, touche tous les âges et provient du fait que le cerveau est occupé à autre chose qu'à la tâche qu'il doit accomplir. Il s'agit d'un phénomène fréquent, sans gravité et passager.

* *

Huiles essentielles : *Menthe poivrée – Epinette noire - Thym – Patchouli – Laurier noble*[26]

Voie externe : HE Menthe poivrée + HE Patchouli + HE Thym

Appliquer quelques gouttes du mélange matin et soir sur la face interne de chaque poignet.

Inspirer profondément cinq fois de suite.

Confiance en soi 26

La confiance en soi se caractérise par la connaissance de soi, la croyance en son potentiel et en ses capacités. Le manque de confiance en soi se caractérise au travers de multiples sentiments comme la timidité ou encore le manque d'assurance.

* *

Huiles essentielles : Laurier noble – Ravintsara – Myrte – Menthe poivrée – Ylang Ylang[27]

[26] Liste non exhaustive
[27] Liste non exhaustive

Voie externe : HE Ylang Ylang + HE Laurier noble + HE Ravintsara

Verser une goutte de chaque huile essentielle et appliquer le mélange sur la face interne des poignets. Inspirer profondément le parfum des huiles sur les poignets.

En mélange à une huile végétale, appliquer cette synergie en massage le long de la colonne vertébrale.

Recette

Inhaleur estime de soi

Temps de préparation : 5 mn
Conservation : 1 à 2 mois

HE Ravintsara – *2 gouttes*
HE Ylang Ylang – *2 gouttes*
HE Laurier noble – *3 gouttes*
HE Myrte – *1 goutte*

_

Oter la mèche du tube plastique.
Déposer les gouttes d'huiles essentielles sur la mèche du stick.
Insérer la mèche dans le tube plastique.
L'inhaleur est prêt à être utilisé.
Inspirer profondément dès que le besoin s'en fait ressentir.

_

Mesures d'hygiène : il est important de bien se laver les mains avant et après l'emploi des ingrédients cités ci-dessus.

_

Lorsque le stick est à renouveler, changer la mèche.

Recette

Elixir confiance en soi

Temps de préparation : 10 mn
Conservation : Plusieurs mois

HE Citron – *4 gouttes*
HE Vétiver – *6 gouttes*
HE Laurier noble – *6 gouttes*
Alcool parfum – *30 ml*

_

Verser les huiles essentielles dans un flacon vaporisateur d'une contenance de 30 ml.
Mélanger délicatement, puis ajuster le dosage d'huiles essentielles selon la senteur souhaitée.
Ajouter l'alcool de parfum.
Homogénéiser délicatement.
Chaque jour, déposer quelques gouttes du parfum sur l'intérieur de chaque poignet et dans le cou.
Lors de compositions de parfums, il est important de respecter les notes de fond, de cœur et de tête.

_

Mesures d'hygiène : il est important de bien se laver les mains avant l'emploi des ingrédients cités ci-dessus.

Constipation

27

La constipation est un ralentissement du transit intestinal. Les causes peuvent être diverses mais surviennent le plus fréquemment lors d'un changement du quotidien.
On parle de constipation lorsque les selles interviennent moins de trois fois par semaine.

* *

Huiles essentielles : *Menthe poivrée – Camomille romaine – Ylang Ylang – Carotte – Thuya - Basilic tropical - Gingembre*[28]

Voie externe : HE Poivre noir + HE Menthe poivrée + HV Ricin

Appliquer deux gouttes de chaque huile essentielle dans l'huile végétale et masser l'abdomen dans le sens inverse des aiguilles d'une montre.

A faire trois fois par jour en dehors des repas et après la digestion.

Voie interne : Hydrolat Achillée Millefeuille + Hydrolat Bois de santal

Mélanger 50 ml de chaque hydrolat et prendre une cuillère à café dans un verre d'eau chaude avant les repas.

Le conseil de la naturopathe : Dans les cas de constipations, les fibres doivent être plus importantes dans l'alimentation, et les produits raffinés doivent être réduits.

[28] Liste non exhaustive

Contusion

28

Une contusion est une lésion sans fissure des parties molles de l'***organisme***. Elle est générée par l'impact mécanique d'un agent extérieur sur un endroit du corps.
C'est une affection bénigne qui peut toutefois s'accompagner d'une blessure grave sous-jacente.

Voir *Hématome*.

Couperose

29

La couperose est une ***affection cutanée*** caractérisée par des rougeurs localisées sur les joues, le front, le menton et le nez. Il s'agit d'une maladie évolutive pouvant entraîner des rougeurs permanentes et la dilatation des vaisseaux.

* *

Huiles essentielles : *Lavande vraie – Hélichryse italienne - Camomille allemande – Bois de rose – Cyprès*[29]

Huiles végétales : *Bourrache – Sésame – Chanvre - Carthame - Macadamia*[30]

Voie externe : HE Hélichryse italienne + Bois de rose + HE Lavande vraie + HV Macadamia

Appliquer quelques gouttes du mélange matin et soir sur les zones concernées.

[29] Liste non exhaustive
[30] Liste non exhaustive

Recette

Crème douce contre la couperose

Temps de préparation : 15 mn
Conservation : Environ 1 mois

Cire d'Abeille – *12 grammes*
HV Amande douce – *30 ml*
HV Germes de maïs – *15 ml*
Eau végétale de Cyprès – *12 cuillères à soupe*
Miel de Lavande – *1 cuillère à café*
HE Orange douce – *2 cuillères à café*
HE Marjolaine – *2 cuillères à café*

* *

Faire fondre la cire d'Abeille au bain-marie.
Ajouter les huiles végétales et essentielles, le miel et l'eau végétale.
Homogénéiser le mélange.
Verser le mélange dans un récipient adapté puis laisser refroidir à température ambiante.
Appliquer sur le visage matin et soir.

* *

Mesures d'hygiène : il est important de bien se laver les mains avant et après l'emploi des ingrédients cités ci-dessus.

Coupure légère

30

Une coupure est une incision provoquée par un instrument tranchant. Avant toute application d'huile essentielle, il est important de nettoyer la plaie avec un savon doux.

* *

Huiles essentielles : *Tea tree – Géranium rosat - Lavande vraie – Camomille – Ravintsara – Romarin à verbénone - Hélichryse italienne - Ciste*[31]

Voie externe : HE Lavande vraie

Verser une à deux gouttes d'huile essentielle pure sur la plaie, à renouveler jusqu'à trois fois dans les heures qui suivent la coupure.

Voie externe : HE Géranium rosat + HE Hélichryse italienne.

Appliquer quelques gouttes du mélange sur la plaie.

Courbature

31

Une courbature est la sensation d'endolorissement et de fatigue du muscle, survenant après un effort physique intense ou inhabituel. La courbature est aussi un symptôme d'infection virale.

Voir *Muscle (douleur musculaire)*.

[31] Liste non exhaustive

Crampe 32

La crampe est un trouble du système musculo-squelettique caractérisé par une contraction douloureuse et temporaire d'un muscle. Elle survient généralement au niveau des fléchisseurs des bras ou des jambes.

* *

Huiles essentielles : *Gaulthérie – Camphre – Romarin à camphre – Estragon – Menthe poivrée - Hélichryse italienne – Lavande fine*[32]

Voie externe : HE Romarin à camphre + HE Lavande fine + HV Millepertuis

Deux à trois gouttes de chaque huile essentielle en mélange à une cuillère à soupe d'huile végétale, en massage sur la zone douloureuse.

Le conseil de la naturopathe : Si les crampes sont régulières, une cure de magnésium s'impose.

Crevasse 33

La crevasse est une fissure cutanée qui apparaît souvent en hiver avec le froid. Elle est en général présente au niveau des extrémités (mains ou pieds).

* *

Huiles essentielles : *Carotte – Myrrhe - Ciste – Achillée millefeuille – Géranium rosat – Hélichryse italienne - Romarin à verbénone - Palmarosa – Lavande fine*[33]

[32] Liste non exhaustive
[33] Liste non exhaustive

Huiles végétales : *Rose musquée - Germes de blé – Argan*[34]

Voie externe : HE Lavande fine + HE Achillée millefeuille + HV Germe de blé

Mélanger une goutte de chaque huile essentielle à une noisette d'huile végétale, appliquer localement plusieurs fois par jour jusqu'à amélioration.

Voie externe : HE Lavande fine + Ciste + HV Rose musquée

Mélanger une goutte de chaque huile essentielle à une noisette d'huile végétale, appliquer localement plusieurs fois par jour jusqu'à amélioration.

Crevasses mamelons, voie externe : Hydrolat de Lavande vraie + Hydrolat Rose de Damas

Vaporiser le mélange directement sur les mamelons, plusieurs fois par jour.

[34] Liste non exhaustive

<u>Recette</u>

Baume pieds secs

Temps de préparation : Une journée
Conservation : Environ 1 mois

Beurre de Karité – *15 grammes*
HV Bourrache – *15 ml*
HV Jojoba – *15 ml*
HV Germes de blé – *10 ml*
HE Achillée millefeuille – *1 ml*
HE Sauge – *1 ml*
HE Cèdre de l'Atlas – *1 ml*

* *

Faire fondre le beurre de karité au bain-marie.
Ajouter les huiles végétales et essentielles au reste de la préparation.
Homogénéiser le mélange.
Verser le mélange dans un récipient adapté puis laisser refroidir à température ambiante.
<u>Appliquer sur les pieds matin et soir.</u>

* *

<u>Mesures d'hygiène</u> : il est important de bien se laver les mains avant et après l'emploi des ingrédients cités ci-dessus.

Cystite

34

La cystite est une infection urinaire localisée au niveau de la vessie. Elle est le plus souvent due à la bactérie Escherichia Coli. C'est une infection sans gravité fréquente chez la femme.

Huiles essentielles : *Gaulthérie – Bouleau – Copahu – Estragon – Sarriette – Tea tree – Cajeput - Eucalyptus - Camomille romaine*[35]

Huiles végétales : *Macadamia - Pépins de raisins*[36]

Voie externe : HE Bergamote + HE Camomille + HE Eucalyptus

Deux à trois gouttes de chaque huile essentielle en mélange dans du gel douche ou de l'huile végétale à ajouter à l'eau du bain. Prendre en bain de vingt minutes maximum.

[35] Liste non exhaustive
[36] Liste non exhaustive

D

Démangeaison

35

La démangeaison est une sensation de picotement de la peau qui provoque le besoin de se gratter.

* *

Huiles essentielles : *Lavande aspic – Camomille noble – Hélichryse italienne – Thym à thymol - Menthe poivrée – Tanaisie annuelle.*[37]

Huiles végétales : *Chanvre – Macadamia – Nigelle – Amande douce – Bourrache*[38]

Voie externe : HE Lavande aspic + HE Bois de rose

Verser deux gouttes de chaque huile essentielle sur un coton et appliquer localement sur les démangeaisons.
Si la zone est étendue, mélanger à de l'huile végétale.

[37] Liste non exhaustive
[38] Liste non exhaustive

Recette
Huile anti-démangeaisons

Temps de réalisation : 10 mn
Conservation : Environ 3 mois

HE Lavande aspic ou officinale – *20 gouttes*
HE Matricaire – *25 gouttes*
HE Hélichryse italienne – *10 gouttes*
HV Bourrache – *30 ml*
HV Nigelle – *10 ml*
HV Amande douce – *10 ml*

* *

Verser les huiles essentielles dans un flacon en verre d'une contenance de 50 ml.
Ajouter les huiles végétales, et mélanger avec une cuillère en bois.
Appliquer le mélange en massage sur les zones douloureuses, trois fois par jour jusqu'à amélioration.

* *

Mesures d'hygiène : il est important de bien se laver les mains avant et après l'emploi des ingrédients cités ci-dessus.

Dent (Douleurs)

36

Une douleur dentaire peut être causée par divers maux comme une carie, un abcès, une sensibilité des gencives…

* *

Huiles essentielles : *Citron – Tea tree - Clou de Girofle – Menthe poivrée - Laurier noble*[39]

Abcès, voie interne : HE Menthe poivrée + HE Citron + HE Clou de Girofle + HV Millepertuis

Mélanger une goutte de chaque huile essentielle à l'huile végétale puis appliquer localement sur l'abcès. Pas plus de deux fois par jour.

Carie, voie interne : HE Menthe poivrée + HE Tea tree + HE Clou de Girofle ou sésame

Appliquer deux à trois gouttes du mélange sur la zone douloureuse trois fois par jour.

Gingivite, voie interne : HE Laurier noble + HE Citron + HE Clou de Girofle

Appliquer le mélange sur la zone douloureuse trois fois par jour.

Le conseil de la naturopathe : L'huile essentielle de Clou de Girofle a un fort pouvoir anesthésiant et peut être utilisée seule et localement. Attention à ne pas dépasser la dose d'une à deux gouttes.

[39] Liste non exhaustive

Recette
Bain de bouche
Gencives sensibles

Temps de réalisation : 10 mn
Conservation : environ 3 mois

HE Menthe poivrée – *30 gouttes*
HE Clou de Girofle – *25 gouttes*
HV Tournesol – *100 ml*

* *

Verser les huiles essentielles et l'huile végétale dans un flacon.
Mélanger jusqu'à homogénéiser l'ensemble.
Après chaque brossage, verser six gouttes maximum de la synergie dans un demi-verre d'eau tiède.
Procéder au bain de bouche pendant environ une minute.
Rincer pendant trente secondes.
A utiliser chaque jour jusqu'à disparition des symptômes.

* *

Mesures d'hygiène : il est important de bien se laver les mains avant l'emploi des ingrédients cités ci-dessus.

Dépression

37

La dépression est une maladie psychosomatique due à un dérèglement de l'humeur.
L'humeur se définit comme la disposition affective et émotionnelle qui conditionne la manière dont nous ressentons les évènements qui normalement engendrent de la joie ou de la tristesse.

* *

Huiles essentielles : *Marjolaine à coquilles – Verveine odorante – Camomille noble – Ylang Ylang – Orange amère – Orange douce – Lavande vraie*[40]

Voie externe : HE Lavande vraie + HE Verveine odorante + HE Camomille noble + HV d'Amande douce.

Mélanger deux gouttes de chaque huile essentielle à une cuillère à soupe d'huile végétale puis appliquer le mélange en massage le long de la colonne vertébrale et sur la face interne des poignets.

Voie externe : HE Lavande vraie + HE Ylang Ylang + HE Orange douce

Appliquer une goutte de chaque huile essentielle en mélange sur la face interne du poignet gauche, puis inspirer profondément plusieurs fois.

Ces huiles essentielles peuvent aussi être utilisées en diffusion dans la maison ou versées sur l'oreiller avant le coucher.

Le conseil de la naturopathe : La dépression est un état nerveux passager ou chronique. Des exercices de respiration chaque soir ou lors d'un moment angoissant aideront à favoriser la détente et le sommeil.
D'une manière générale, consulter un Sophrologue est fortement conseillé pour se retrouver et améliorer son état psychique.

---

[40] Liste non exhaustive

Diarrhée

38

La diarrhée est une quantité de selles émises dans un volume plus important que la normale et avec une plus grande fréquence. Les selles sont généralement liquides ou molles, accompagnées de glaires ou de sang. Une diarrhée peut être accompagnée de douleurs et crampes aux intestins.

* *

Huiles essentielles : *Clou de Girofle – Camomille romaine – Cannelle de Ceylan – Basilic tropical – Cardamome - Citron – Origan – Thym à Linalol – Sarriette*[41]

Voie interne : HE Thym à linalol + HE Sarriette + HE Basilic + HE Cannelle de Ceylan + HE Clou de Girofle

Une goutte de chaque huile dans une cuillère à soupe d'huile d'olive ou sur un comprimé neutre. A prendre trois fois par jour en dehors des repas.

Voie externe : HE Marjolaine + HV Amande douce

Verser deux gouttes d'huile essentielle dans une cuillère à café d'huile végétale.
Masser le plexus solaire trois à quatre fois par jour.

Ces huiles peuvent également être utilisées en inhalation, en versant une à deux gouttes sur un mouchoir ou dans un diffuseur.

Le conseil de la naturopathe : Les aliments riches en fibres doivent être limités. Les probiotiques et le charbon permettront de rééquilibrer la flore intestinale.

[41] Liste non exhaustive

Digestion lente

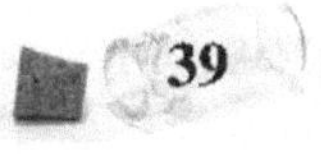

Une digestion lente se traduit par une impression de lourdeur et des ballonnements. Cette sensation se fait ressentir pendant plusieurs heures après le repas.

*_*_*_*_*_*_*_*_*_*_*_*_*_*_*_*_*_*_*_*

Huiles essentielles : *Menthe poivrée – Camomille – Lemongrass – Mélisse – Verveine - Thym – Basilic tropical*[42]

Huile végétale : *Ricin*[43]

Voie externe : HE Menthe poivrée ou HE Basilic tropical + HV Ricin

Mélanger deux à trois gouttes d'huile essentielle à une noix d'huile de Ricin.
Masser l'estomac lentement dans le sens inverse des aiguilles d'une montre, après chaque repas et après la digestion.

Du côté de la Phytothérapie :

Voie interne : Feuilles de Menthe poivrée + feuilles de Sauge + feuilles de Romarin + Thym

Mélanger les plantes à parts égales (3 à 5 grammes par tasse).
Verser de l'eau bouillante puis laisser infuser cinq à dix minutes.

Le conseil de la naturopathe : Afin de faciliter le travail de digestion, il est important de manger lentement et de bien mâcher les aliments. Ne pas manger trop et s'arrêter lorsque la satiété est atteinte.

[42] Liste non exhaustive
[43] Liste non exhaustive

Dos (mal de) 40

Le mal de dos rassemble plusieurs symptômes qui peuvent avoir de multiples causes, graves ou non, aigües ou chroniques, inflammatoires ou mécaniques.

_

Huiles essentielles : Lavande vraie – Camomille - Laurier – Menthe poivrée - Camphre - Eucalyptus citronné – Hélichryse italienne – Citron – Gaulthérie couchée[44]

Huiles végétales, huile de massage : *Moutarde - Arnica*[45]

Voie externe : HE Gaulthérie + HE Hélichryse

Appliquer quatre à cinq gouttes d'huile essentielle pure sur la zone douloureuse. Si la zone est étendue, mélanger à de l'huile de massage d'Arnica.

[44] Liste non exhaustive
[45] Liste non exhaustive

Recette
Huile antidouleur

Temps de réalisation : 10 mn
Conservation : 1 à 3 mois

HE Menthe poivrée – *10 gouttes*
HE Camphre – *5 gouttes*
HE Gaulthérie couchée – *15 gouttes*
HE Lavande vraie – *5 gouttes*
Huile de massage Arnica – *10 ml*
HV Calophylle – *20 ml*

* *

Verser les huiles essentielles dans un flacon en verre ambré.
Ajouter les huiles végétales, mélanger jusqu'à homogénéisation.
Appliquer le mélange en massage sur les zones douloureuses, trois fois par jour jusqu'à amélioration.

* *

Mesures d'hygiène : il est important de bien se laver les mains avant et après l'emploi des ingrédients cités ci-dessus.

Recette
Cataplasme mal de dos

Temps de préparation : Environ 15 mn
Conservation : Aucune

Argile verte – *5 cuillères à café*
Huile de massage arnica – *1 cuillère à café*
HE Gaulthérie – *2 gouttes*
HE Camphre – *1 goutte*

_

Chauffer l'argile au bain-marie jusqu'à ce qu'elle atteigne une température tiède. Mélanger les huiles essentielles à l'huile végétale, puis mélanger l'ensemble des ingrédients dans un récipient avec une cuillère en bois. Appliquer le mélange tiède sur un linge propre puis sur la zone douloureuse. Laisser poser pendant 30 minutes. Rincer à l'eau tiède. Renouveler plusieurs fois par jour si besoin, trois fois maximum.

_

Mesures d'hygiène : il est important de bien se laver les mains avant et après l'emploi des ingrédients cités ci-dessus.

E

Eczéma

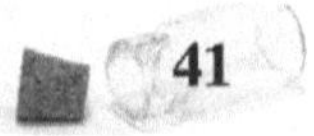

L'Eczéma est une maladie de peau non contagieuse et fréquente qui touche aussi bien les enfants que les adultes. Elle évolue par poussées et peut être de forme allergique, chronique ou aigüe. Cette maladie se caractérise par des plaques rouges à différents endroits du corps, entrainant d'importantes démangeaisons.

* *

Huiles essentielles : *Lavande aspic – Camomille romaine – Géranium rosat – Hysope – Sauge - Ylang Ylang - Palmarosa – Tea tree*[46]

Voie externe : HE Lavande aspic + HE Tea tree + HE Camomille romaine + HV Amande douce ou Argan

Mélanger deux gouttes de chaque huile essentielle dans une cuillère à soupe d'huile végétale puis appliquer sur les zones à traiter matin et soir.

Voie externe : HE Camomille romaine + HE Achillée millefeuille + HE Géranium rosat + HV Jojoba

Mélanger deux gouttes de chaque huile essentielle dans une cuillère à soupe d'huile végétale puis appliquer sur les zones à traiter.

Le conseil de la naturopathe : Les démangeaisons dues à l'Eczéma peuvent être désagréable et il est difficile de ne pas se gratter. Il est pourtant recommandé de ne pas gratter pour éviter de propager l'eczéma à d'autres parties du corps.

[46] Liste non exhaustive

Recette
Crème anti-eczéma

Temps de réalisation : 24 heures
Conservation : 1 mois

Beurre de Karité – *200 ml*
HE Katafray – 10 *gouttes*
HE Camomille romaine – *20 gouttes*
HE Lavande aspic – *15 gouttes*
HV Argan – *1 cuillère à soupe*

_

Chauffer le beurre de Karité au bain-marie.
Mélanger les huiles essentielles à l'huile végétale, puis mélanger l'ensemble des ingrédients dans un récipient avec une cuillère en bois.
Transvaser dans un flacon.
Laisser reposer pendant 24 heures à température ambiante.
Renouveler trois fois par jour.

*_

Mesures d'hygiène : il est important de bien se laver les mains avant et après l'emploi des ingrédients cités ci-dessus.

Engelure

42

L'engelure est une plaque rouge, gonflée et douloureuse des extrémités (mains, pieds, nez et oreilles, qui est provoquée par le froid.

* *

Huiles essentielles : *Baume du Pérou – Lavande fine - Cyprès*[47]

Voie externe : HE Baume du Pérou + HE Lavande fine + HV Amande douce

Verser deux à quatre gouttes de chaque huile essentielle dans une cuillère à soupe d'huile végétale puis masser la zone douloureuse.

Le conseil de la naturopathe : Lorsqu'un membre est exposé longtemps au froid, il est nécessaire de le laisser se réchauffer naturellement sans l'exposer à une source de chaleur (radiateur ou eau chaude).

Entorse

43

Une entorse est une lésion traumatique d'une articulation résultant de sa distorsion brutale, avec étirement (entorse bénigne ou foulure) ou rupture (entorse grave) des ligaments.
L'inflammation est locale et douloureuse et l'articulation est gonflée.

* *

Huiles essentielles : *Gaulthérie couchée - Hélichryse italienne - Eucalyptus citronné - Laurier noble*[48]

---

[47] Liste non exhaustive
[48] Liste non exhaustive

Voie externe : HE Eucalyptus citronné + HE Gaulthérie couchée + HE Hélichryse italienne + Huile de massage Arnica

Appliquer le mélange sur la zone douloureuse, en massage, 2 à 3 fois par jour, pendant 7 jours.

L'utilisation des huiles essentielles anti-inflammatoires ne doit pas dépasser sept jours sans un avis médical ou d'un professionnel de l'aromathérapie.

Le conseil de la naturopathe : L'articulation doit être immobilisée par un bandage qui ne doit pas être trop serré. En cas d'entorse grave, consulter un médecin.

Recette

Soulager les entorses

Temps de réalisation : 10 mn
Conservation : Aucune

Argile verte – *5 cuillères à café*
Huile de massage Arnica – *1 cuillère à café*
HE Gaulthérie couchée – *2 gouttes*
HE Laurier noble – *2 gouttes*

_

Chauffer l'argile au bain-marie jusqu'à ce qu'elle atteigne une température tiède.
Mélanger les huiles essentielles à l'huile de massage, puis mélanger l'ensemble des ingrédients dans un récipient avec une cuillère en bois.
Appliquer le mélange sur un linge propre puis sur la peau. Bander le cataplasme sans serrer.
Laisser poser pendant 1 à 2 heures. Rincer à l'eau tiède.
Renouveler plusieurs fois par jour.

*_

Mesures d'hygiène : il est important de bien se laver les mains avant et après l'emploi des ingrédients cités ci-dessus.

Essoufflement 44

L'essoufflement est caractérisé par une respiration courte et gênée. Les symptômes de l'essoufflement varient suivant la pathologie qui l'engendre.

* * * * * * * * * * * * * * * * * * * *

Huiles essentielles : *Lavande vraie – Romarin – Gingembre - Ylang Ylang – Tea tree – Hysope - Camomille romaine - Eucalyptus*[49]

Voie externe : HE Ylang Ylang + HE Camomille romaine + HE Eucalyptus + HV Amande douce

Mélanger deux gouttes de chaque huile essentielle à une cuillère à soupe d'huile végétale. Masser le thorax et le cou matin et soir, jusqu'à amélioration des symptômes.

Estomac (Douleurs d') 45

L'estomac est une portion du tube digestif qui suit l'œsophage. Les douleurs d'estomac sont fréquentes et les causes sont nombreuses : acidité, mauvaise digestion, constipation, stress…
Quelle qu'en soit la cause, la douleur d'estomac peut être soulagée voire éliminée avec les huiles essentielles de Menthe poivrée ou de Basilic tropical, en mélange à l'huile végétale de Ricin.

Le conseil de la naturopathe : Rétablir l'équilibre alimentaire est très important. Cela commence par l'identification des aliments qui sont mal digérés par l'estomac et l'élimination des sucres raffinés.

Voir *Reflux gastrique*.

---

[49] Liste non exhaustive

Etat grippal

46

L'état grippal rassemble des symptômes qui sont proches, voire similaires, à ceux de la grippe : fièvre, maux de tête, courbatures.
Cependant, l'intensité de ces symptômes est souvent moindre que lorsqu'il s'agit d'une grippe saisonnière.

* *

Huiles essentielles : *Eucalyptus – Eucalyptus citronné – Menthe poivrée – Pin – Laurier noble – Citron – Romarin cinéole - Cannelle de Chine*[50]

Voie externe : HE Eucalyptus ou Eucalyptus citronné + HE Pin

En bain, mélanger quelques gouttes de ces huiles essentielles au gel moussant.
Ne pas dépasser 20 minutes de bain.

Voie externe : HE Romarin cinéole + HE Pin

En diffusion dans les pièces d'habitation ou en massage sur le thorax et le haut du dos, matin et soir.

Pour l'utilisation en massage, il est conseillé de mélanger les huiles essentielles à une huile végétale.

Le conseil de la naturopathe : Agir dès les premiers symptômes permet de tuer le virus et favorise un rétablissement rapide.

[50] Liste non exhaustive

F

Fatigue (Physique ou intellectuelle)

47

La fatigue est un état dû à un effort prolongé ou à un travail physique ou intellectuel intense.
L'état de fatigue se traduit par la difficulté à faire des efforts physiques et / ou intellectuels.

Voir *Asthénie*.

Fertilité (Favoriser la)

48

La fertilité est l'aptitude à se reproduire. Elle est multifactorielle et peut être influencée par la qualité de vie, l'hygiène de vie, l'état psychique… Lorsqu'un couple n'arrive pas à se reproduire, on parle alors d'infertilité. Les causes sont diverses et peuvent être liées à l'hygiène de vie.

* *

Huiles essentielles : *Ylang Ylang - Géranium bourbon - Bergamote - Néroli - Rose*[51]

Voie externe : HE Rose + HE Ylang Ylang + HE Néroli + HV Argan

Mélanger deux gouttes de chaque huile essentielle à une cuillère à soupe d'huile végétale.
Masser longuement le dos de la femme et de l'homme, tous les deux jours.

[51] Liste non exhaustive

Ces huiles essentielles peuvent également être diffusées dans la chambre plusieurs fois par semaine.

Le conseil de la naturopathe : Les huiles essentielles sont une formidable aide à la fertilité. Cependant, il est nécessaire de veiller au bon équilibre psychologique du couple et aussi à l'hygiène de vie.
Une alimentation équilibrée et la pratique d'une activité physique sont recommandées. L'arrêt de substances illicites, de l'alcool et du tabac est fortement conseillé.

Foie paresseux

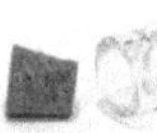
49

L'insuffisance hépatique, ou foie paresseux, est le manquement du foie à toutes ses différentes fonctions. Elle se caractérise notamment par la défaillance manifeste des différents hépatocytes ou cellules du foie.

* *

Huiles essentielles : *Citron – Carotte – Céleri – Livèche – Menthe poivrée - Romarin*[52]

Nettoyage du foie, voie interne : HE Citron + HE Menthe poivrée + HE Genévrier

Matin et soir, absorber 1 goutte de chaque huile essentielle, mélanger à une cuillère à café de miel ou d'huile d'olive.

Le conseil de la naturopathe : Pour nettoyer le foie, il est préconisé de faire la cure ci-dessous pendant trois semaine, deux fois dans l'année.

[52] Liste non exhaustive

Fibromyalgie

50

La fibromyalgie est une maladie associant des douleurs musculaires et articulaires diffuses, une fatigue, des troubles du sommeil et des troubles cognitifs mineurs, mais aussi des troubles de l'humeur d'intensité variable et d'évolution chronique.

Le conseil de la naturopathe : Il est essentiel de rééquilibrer l'hygiène alimentaire et d'éliminer les toxines. Il est donc intéressant d'établir un programme d'hygiène de vie avec un professionnel.

Voir *Articulation (Douleurs d')*.

Voir *Insomnies*.

Fièvre

51

La fièvre est caractérisée par une augmentation de la température du corps au-dessus de la température normale. Une fièvre est généralement accompagnée d'autres symptômes et d'un malaise général.

* *

Huiles essentielles : *Lavande fine – Genièvre – Eucalyptus – Niaouli – Citron – Ravintsara – Tea tree - Thym à Thymol*[53]

Voie externe : HE Lavande fine + Eucalyptus

Verser deux gouttes d'huile essentielle de Lavande et trois gouttes d'huile essentielle d'Eucalyptus dans du gel douche ou bain.
Se laver ou prendre en bain (maximum vingt minutes de bain).

[53] Liste non exhaustive

Recette
Roll-on anti fièvre

Temps de réalisation : Environ 5 mn
Conservation : 1 à 3 mois

HE Eucalyptus – *20 gouttes*
HE Ravintsara – *40 gouttes*
HE Gaulthérie odorante – *20 gouttes*
HV Nigelle – *100 ml*

_

Verser les huiles essentielles dans un flacon roll-on en verre ambré (de préférence).
Ajouter l'huile végétale jusqu'à hauteur du flacon.
Reboucher puis mélanger délicatement la préparation.
Appliquer le mélange en massage sur le thorax et le haut du dos.
Renouveler jusqu'à trois fois par jour jusqu'à disparition du symptôme.

*_

Mesures d'hygiène : il est important de bien se laver les mains avant et après l'emploi des ingrédients cités ci-dessus.

Furoncle

52

Le Furoncle est une infection bactérienne profonde d'un follicule pileux provoquant la nécrose périfolliculaire et la suppuration. Il en résulte une induration douloureuse du ***derme*** causée par une accumulation de pus et de tissus morts.

* *

Huiles essentielles : *Lavande vraie – Ajowan - Tea tree – Camomille romaine – Citron – Oignon – Thym - Clou de girofle – Laurier noble - Géranium bourbon - Palmarosa*[54]

Voie externe : HE Tea tree + HE Lavande vraie

Appliquer quelques gouttes de chaque huile essentielle sur une compresse tiède. Appliquer sur le furoncle pendant plusieurs heures (une nuit si possible).

Voie externe : HE Camomille romaine + Tea tree + HE Lavande vraie + HE Clou de girofle

Appliquer une goutte de chaque huile essentielle en mélange sur le furoncle trois fois par jour jusqu'à disparition.

Le conseil de la naturopathe : Avant toute application d'huiles essentielles, il faut désinfecter le furoncle.
Lorsque celui-ci devient mou, il peut être utile de le drainer, c'est-à-dire de retirer le pus (consulter un médecin).

[54] Liste non exhaustive

G

Gastro-entérite 53

Une gastro-entérite est une inflammation de la muqueuse de l'estomac, du côlon et de l'intestin grêle. Elle fait partie des maladies les plus fréquentes chez les enfants et les personnes voyageant dans les zones tropicales.

_

Huiles essentielles : *Cannelle – Citron – Menthe poivrée - Origan - Estragon – Basilic tropical – Tea tree – Palmarosa*[55]

Voie interne : HE Menthe poivrée

Verser une goutte d'huile essentielle sur un quart de sucre à laisser fondre sur la langue.

Voie externe : HE Basilic tropical + HE Citron + HV Ricin

Mélanger une goutte de chaque huile essentielle dans une noix d'huile végétale. Masser le ventre.

Gaz intestinal 54

Le gaz intestinal est le gaz produit par les intestins. Cette production de gaz est aussi appelée flatulence.

Voir *Ballonnement*.

[55] Liste non exhaustive

Gerçure

55

La gerçure est une plaie linéaire de la peau ou des muqueuses qui s'observe surtout au niveau des mains, des lèvres et des mamelons.

Voir *Crevasse*.

Gorge (mal de)

56

Le mal de gorge est une douleur provoquée par une inflammation au niveau de la cavité buccale. La douleur se manifeste par une difficulté à avaler et une rougeur. Une augmentation du volume des ganglions sous maxillaires, un enrouement et la toux sont aussi des symptômes du mal de gorge.

*_*_*_*_*_*_*_*_*_*_*_*_*_*_*_*_*_*_*

Huiles essentielles : *Citron – Santal – Lavande vraie – Tea tree – Eucalyptus globulus*[56]

Voie interne : HE Citron + HE Eucalyptus globulus

Verser une goutte de chaque huile essentielle dans une cuillère à café de miel, trois fois par jour, jusqu'à disparition des symptômes.

Le conseil du naturopathe : En cas de toux, masser le thorax et le haut du dos avec de l'huile essentielle d'Eucalyptus et de l'huile végétale, deux fois par jour.

[56] Liste non exhaustive

Recette
Spray mal de gorge

Temps de réalisation : 10 mn
Conservation : 1 mois

HE Eucalyptus – *5 gouttes*
Fleurs de Sureau
Thym
Miel – *1 cuillère à soupe*
***Propolis** – 15 gouttes*

_

Infuser les fleurs de Sureau et le Thym pendant 10 mn dans 25 cl d'eau bouillante.
Puis à feu doux, ajouter le miel, l'huile essentielle et la Propolis.
Mélanger puis transférer le mélange dans un flacon spray de 30 ml.
Laisser refroidir avant de reboucher.
Vaporiser dans la gorge trois fois par jour jusqu'à disparition du symptôme.

*_

Mesures d'hygiène : il est important de bien se laver les mains avant l'emploi des ingrédients cités ci-dessus.

Gripe

La grippe est une maladie infectieuse, contagieuse et épidémique. C'est une maladie d'origine virale, caractérisée par de la fièvre, de la fatigue, des courbatures et des céphalées.

* *

Huiles essentielles : *Lavande vraie - Ravintsara – Tea tree – Thym – Citron - Eucalyptus radiata*[57]

Voie interne : HE Eucalyptus radiata + HE Pin + HE Citron

En inhalation trois fois par jour.

Voie externe : HE Lavande vraie + HV Amande douce

Masser la poitrine avec le mélange matin et soir.

Voie interne : HE Lavande vraie + HE Eucalyptus + HE Citron + HE Niaouli

Verser une goutte du mélange dans une cuillère à café de miel, trois fois par jour.

Voie externe : HE Eucalyptus radiata + HE Citron

Mélanger cinq gouttes de chaque huile essentielle dans une huile végétale ou a du gel moussant.
Prendre un bain pendant vingt minutes.

[57] Liste non exhaustive

H

Halitose

58

L'halitose est une mauvaise haleine dont l'odeur est incommodante. Il s'agit d'une nuisance qui atteint cinquante pour cent de la population et peut avoir des effets psychologiques comme l'isolement, une mauvaise estime de soi, une dépression…

* *

Huiles essentielles : *Cardamome – Thym – Citron – Calamus – Anis – Camomille - Basilic exotique - Menthe poivrée- Tea tree - Citron*[58]

Voie interne : HE Menthe poivrée + HE Citron

Verser une goutte de chaque huile essentielle sur un excipient adapté (sucre, miel, huile d'Olive…).
Laisser fondre dans la bouche, en dehors des repas, trois fois par jour.

Voie interne : HE Cardamome + HE Citron + HE Menthe poivrée + HE Tea tree

Prendre trois gouttes du mélange avant chaque repas, sur un quart de sucre ou dans une cuillère d'huile d'Olive ou de miel.

Le conseil de la naturopathe : Le brossage des dents et de la langue est capital et doit être effectué deux à trois fois par jour.

[58] Liste non exhaustive

Recette
Bain de bouche
Mauvaise haleine

Temps de réalisation : 5 mn
Conservation : 1 à 3 mois

HE Menthe poivrée – *20 gouttes*
HE Tea tree -*20 gouttes*
HE Laurier noble – *20 gouttes*
HV Olive – *60 gouttes*

_

Mélanger les huiles essentielles à l'huile végétale puis verser dans un récipient approprié.
Dans un demi-verre d'eau tiède, diluer environ six gouttes du mélange puis procéder au bain de bouche pendant une minute.
Rincer la bouche pendant trente secondes.
Utiliser après chaque brossage.

_

Mesures d'hygiène : il est important de bien se laver les mains avant l'emploi des ingrédients cités ci-dessus.

Hématome

59

L'hématome est un amas de sang collecté qui peut apparaître au sein d'un organe ou au niveau des tissus.
Un hématome bénin fait généralement suite à un traumatisme et laisse apparaître une bosse et / ou un bleu à l'endroit du coup.

_

Huiles essentielles : *Hélichryse italienne – Gaulthérie couchée - Lavande fine – Laurier noble*[59]

Huile végétale : *Millepertuis*[60]

Voie externe : HE Hélichryse italienne + HE Gaulthérie couchée + HE Lavande fine + HV Millepertuis

Appliquer quelques gouttes du mélange trois à quatre fois par jour en massage sur la zone.

Hémorroïde

60

Il s'agit de veines dilatées qui se forment dans l'anus ou le rectum. Les hémorroïdes sont causées par la grossesse, la constipation ou la perte de tonus des tissus avec l'âge.

_

Huiles essentielles : *Citron – Lavande fine – Myrte – Cajeput – Origan – Lavandin - Cyprès – Géranium rosat – Niaouli - Géranium odorant*[61]

---

[59] Liste non exhaustive
[60] Liste non exhaustive
[61] Liste non exhaustive

Voie externe : HE Lavande fine + HE Cyprès + HV Amande douce

Verser une goutte de chaque huile essentielle dans une cuillère à café d'huile végétale. Appliquer en massage local trois fois par jour.

Le conseil de la naturopathe : L'utilisation d'huile essentielle pure sur les hémorroïdes peut engendrer une sensation de brûlure.

Herpès génital 61

L'herpès génital est une maladie virale qui provoque des lésions douloureuses sur les muqueuses génitales.

_

Huiles essentielles : *Cajeput – Tea tree – Citron - Encens* [62]

Voie externe : HE Cajeput + HE Tea tree + HE Encens + HV Ricin

Mélanger deux gouttes de chaque huile essentielle à une cuillère à soupe d'huile végétale. Masser le ventre trois fois par jour.

Voie interne : HE Cajeput + gel d'Aloé Vera ou HV Amande douce

Mélanger deux gouttes d'huile essentielle à une cuillère à café de gel ou d'huile végétale. Appliquer à l'aide d'un coton sur la lésion.

[62] Liste non exhaustive

Le conseil de la naturopathe : Utiliser la synergie dès les premiers signes pour stopper l'évolution de l'herpès.
Adopter une alimentation saine et limiter la consommation d'alcool, de produits raffinés et de sodas. Pendant la présence du symptôme, éviter la prise de médicaments.
Enfin, réduire le stress à l'aide d'exercices de respiration et de quelques séances de Sophrologie si nécessaire.

Herpès labial 62

L'herpès est une infection de la peau d'origine virale. Elle entraîne l'apparition de lésions au niveau de la bouche.

_

Huiles essentielles : *Tea tree – Hysope couchée - Lavande vraie – Niaouli – Ravintsara – Marjolaine à coquilles*[63]

Voie externe : HE Tea tree + HE Ravintsara + HE Lavande vraie

Appliquer quelques gouttes du mélange trois à six fois par jour sur l'herpès, jusqu'à forte amélioration.

Le conseil de la naturopathe : Utiliser la synergie dès les premiers signes d'herpès pour stopper l'évolution.

[63] Liste non exhaustive

Hoquet

63

Le hoquet est une contraction spasmodique subite et involontaire du diaphragme, accompagnée d'une constriction de la glotte avec vibration des cordes vocales et émission d'un bruit guttural.

* *

Huiles essentielles : *Estragon – Marjolaine – Petit grain – Basilic à linalol*[64]

Voie interne : HE Estragon

Verser une goutte sur un demi-sucre à croquer. Boire aussitôt après un verre d'eau.

Voie interne : HE Estragon + HE Petit grain + HV Noisette

Verser une goutte de chaque huile essentielle dans une cuillère à café d'huile de noisette. Laisser fondre sous la langue.

Humeur

64

L'humeur désigne l'état émotionnel permanent d'une personne. C'est l'état naturel de la personne, à ne pas confondre avec les émotions temporaires telles que la colère, la tristesse… Lorsque la mauvaise humeur s'installe, des huiles essentielles existent pour retrouver joie, énergie et paix intérieure.

* *

[64] Liste non exhaustive

Huiles essentielles : *Petit grain – Orange douce – Citron vert – Pamplemousse – Verveine odorante – Litsée citronné*[65]

Voie externe : HE Litsée citronnée + HE Pamplemousse + HE Mandarine verte

Verser une goutte du mélange (une goutte de chaque huile) sur la face interne des poignets, masser délicatement. Respirer profondément cet agréable parfum plusieurs fois dans la journée.

[65] Liste non exhaustive

Recette
Elixir mystérieuse

Temps de préparation : 10 minutes
Conservation : Plusieurs mois

HE Bergamote – 7 *gouttes*
HE Romarin – *2 gouttes*
HE Cyprès de Provence – *5 gouttes*
Alcool parfum – *30 ml*

_

Verser les huiles essentielles dans un flacon vaporisateur.
Ajouter l'alcool de parfum.
Homogénéiser délicatement.
Déposer une à deux gouttes du parfum sur l'intérieur de chaque poignet et dans le cou.

_

Le dosage des huiles essentielles est à adapter en fonction des goûts. Pour une fragrance plus prononcée, augmenter le dosage jusqu'à satisfaction.

_

<u>Mesures d'hygiène</u> : il est important de bien se laver les mains avant l'emploi des ingrédients cités ci-dessus.

Hyperactivité

65

L'hyperactivité est un état d'activité constante et d'instabilité de comportement, qui s'accompagne de difficultés d'attention, observé notamment chez l'enfant, en cas d'anxiété.

* *

Huiles essentielles : *Lavande vraie – Petit grain bigarade - Camomille romaine - Ravintsara – Bois de rose*[66]

Enfants, voie externe : HE Lavande vraie + HE Bois de rose + HE Ravintsara + HV Amande douce

Mélanger une goutte de chaque huile essentielle à une cuillère à soupe d'huile végétale. Masser le thorax et la face interne du poignet gauche, matin et soir.

Voie externe : HE Petit grain bigarade + HE Camomille romaine + HE Lavande vraie + HV Amande douce

Mélanger une goutte de chaque huile essentielle à une cuillère à soupe d'huile végétale. Masser le thorax et le long de la colonne vertébrale, matin et soir.

Le conseil de la naturopathe : Ces huiles essentielles peuvent également être diffusées dans la maison, seules ou en synergies. L'utilisation par la diffusion est aussi très efficace car les huiles essentielles passent dans le nez et atteignent directement le cerveau.

[66] Liste non exhaustive

Hyperglycémie

66

L'hyperglycémie se caractérise par une élévation anormale du taux de sucre dans le sang.

_

Huiles essentielles : *Eucalyptus citronné – Citron – Géranium rosat – Romarin à verbénone – Cannelle de Ceylan – Cyste*[67]

Voie interne : HE Citron + HE Romarin à verbénone + HE Géranium rosat

Verser une goutte de chaque huile essentielle dans une cuillère à café d'huile d'Olive.

A prendre deux fois par jour avant les repas, de préférence le matin et le midi.

Le conseil de la naturopathe : L'hyperglycémie peut être un signe du diabète. Il est important de se faire dépister régulièrement.

Hypersensibilité

67

L'hypersensibilité correspond à une sensibilité plus haute que la moyenne, passagère ou durable. Elle peut être caractéristique d'hyperactivité à des stimuli, d'un débordement émotionnel, d'amplification des ressentis…

L'utilisation des huiles essentielles se fera en fonction des émotions à traiter.

Voir *Peur, Angoisse, Anxiété*.

[67] Liste non exhaustive

Hypertension

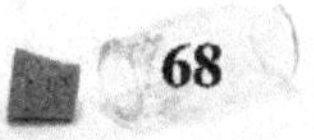

L'hypertension artérielle est une augmentation anormale de la pression du sang sur la paroi des artères.

* *

Huiles essentielles : *Verveine citronnée – Ylang Ylang – Lavande vraie – Ail - Marjolaine – Citron - Basilic – Encens*[68]

Voie interne : HE Citron + HE Marjolaine + HE Basilic

Verser une goutte de chaque huile essentielle dans une cuillère à café d'huile d'Olive. A prendre deux fois par jour en dehors des repas.

Voie externe : HE Lavande vraie + HE Ylang Ylang

Masser le creux de l'estomac chaque jour avec une goutte de chaque huile essentielle.

Hypoglycémie

A l'inverse de l'hyperglycémie, l'hypoglycémie se caractérise par une baisse anormale du taux de sucre dans le sang.

* *

Huiles essentielles : *Eucalyptus citronné – Citron – Géranium rosat – Romarin à verbénone – Cannelle de Ceylan – Cyste*[69]

---

[68] Liste non exhaustive
[69] Liste non exhaustive

Voie interne : HE Géranium rosat

Verser une goutte de l'huile essentielle dans une cuillère à café d'huile d'Olive ou de miel.
A prendre deux fois par jour après les repas.

Le conseil de la naturopathe : L'hypoglycémie engage à une alimentation stricte pour éviter les baisses de sucre dans le sang.

Hypotension

70

L'hypotension se caractérise par une insuffisance de la pression sanguine dans les artères qui peut être causée par une ***anémie*** ou une insuffisance nutritionnelle.

_

Huiles essentielles : *Romarin – Sauge – Hysope - Pin sylvestre – Menthe poivrée – Clou de girofle – Cannelle - Thym*[70]

Voie interne : HE Romarin + HE Thym + HE Cannelle ou HE Pin sylvestre

Verser une goutte de chaque huile essentielle dans une cuillère à café d'huile d'Olive.
A prendre trois fois par jour maximum.

[70] Liste non exhaustive

Voie externe : HE Romarin + HE Menthe poivrée + HE Pin sylvestre ou Clou de girofle + HV Noisette

Verser une goutte de chaque huile essentielle une cuillère à soupe d'huile d'Olive.
Masser le plexus solaire trois fois par jour maximum.

Du côté de la Phytothérapie : Les feuilles de Thé de Chine et les fleurs de Genêt font une excellente tisane pour réguler l'hypotension.

I

Impuissance masculine

71

L'impuissance masculine désigne une incapacité ponctuelle ou constante pour un homme d'obtenir une érection suffisante pour accomplir l'acte sexuel lors de la pénétration.

*_*_*_*_*_*_*_*_*_*_*_*_*_*_*_*_*_*_*_*

Huiles essentielles : *Menthe poivrée – Ylang Ylang – Verveine odorante - Cannelle de Chine – Poivre noir – Gingembre*[71]

Voie externe : HE Ylang Ylang + HE Cannelle de Chine + HE Gingembre + HV Argan

Mélanger deux gouttes de chaque huile essentielle à une cuillère à soupe d'huile végétale.
Masser le bas de la colonne vertébrale et du dos chaque soir pendant une semaine.

Insomnie

72

Une insomnie est une insuffisance ou une absence de sommeil, souvent provoquée par de l'anxiété due à des problèmes personnels ou professionnels. Le sommeil devient alors non récupérateur.

*_*_*_*_*_*_*_*_*_*_*_*_*_*_*_*_*_*_*_*

Huiles essentielles : *Orange douce – Mandarine - Ylang Ylang – Lavande vraie – Camomille- Marjolaine - Basilic*[72]

[71] Liste non exhaustive
[72] Liste non exhaustive

Voie externe : HE Orange douce + HE Ylang Ylang
Appliquer une goutte du mélange sur la face interne de chaque poignet, tous les soirs avant le coucher.

Voie interne : HE Marjolaine + HE Basilic + HE Orange douce

Appliquer une goutte du mélange sur un quart de sucre le soir, au coucher.

Du côté de la Phytothérapie :

Voie interne : Fleurs d'Aubépine + Passiflore + Ecorce de Saule blanc

5 grammes par tasse en mélange égal, en **décoction** le matin et le soir.

Le conseil de la naturopathe : Agir contre l'insomnie c'est aussi agir contre l'anxiété, le stress et la nervosité. Chaque soir, des exercices de respirations favorisent la détente et améliorent la qualité du sommeil.
Une bonne hygiène alimentaire est importante. La consommation de produits excitants tels que le café, le thé, le tabac… peuvent contribuer à l'insomnie. Dans les cas d'insomnies, d'anxiétés et d'irritabilité, une cure de magnésium est conseillée.

Recette

Roll-on anti-stress
Et insomnies

Temps de réalisation : 5 mn
Conservation : environ 3 mois

HE Orange douce – *15 gouttes*
HE Ylang Ylang – *5 gouttes*
HE Lavande vraie – *10 gouttes*
HV d'Amande douce – *15 ml*

_

Verser les huiles essentielles dans un flacon roll-on en verre puis ajouter l'huile végétale.
Refermer puis mélanger.
Appliquer le mélange chaque soir avant le coucher sur le plexus solaire et / ou sur la face interne du poignet gauche.
A utiliser dans la journée en cas d'angoisse ou de stress
Renouveler jusqu'à amélioration de l'état.

_

Mesures d'hygiène : il est important de bien se laver les mains avant et après l'emploi des ingrédients cités ci-dessus.

Recette
Brume sommeil paisible

Temps de réalisation : 5 mn
Conservation : Plusieurs mois

HE Mandarine – *5 gouttes*
HE Marjolaine -*5 gouttes*
HE Lavande aspic – *5 gouttes*
Alcool à 70° - *30 ml*

_

Verser les huiles essentielles dans un flacon spray d'une contenance de 30 ml.
Homogénéiser le mélange.
Compléter le flacon avec de l'alcool à 70°.
Secouer le mélange avant chaque utilisation.
Vaporiser sur les draps et l'oreiller avant le coucher.

_

Mesures d'hygiène : il est important de bien se laver les mains avant l'emploi des ingrédients cités ci-dessus.
En présence d'alcool, le mélange ne doit pas être vaporisé sur la peau ou en direction d'un animal ou d'une personne.

Recette

Tisane contre l'anxiété
Et les nuits agitées

Temps de préparation : 15 mn
Conservation : Aucune

Camomille (fleurs)
Lavande (fleurs)
Passiflore (plante)

_

Répartir à part égales les plantes et les mettre dans une boule à thé.
Prévoir environ 5 grammes du mélange par tasse.
Verser de l'eau frémissante dans une tasse et laisser les plantes infuser pendant 10 minutes maximum.
Consommer une tasse trois fois par jour jusqu'à amélioration de l'état ou lorsque le besoin s'en fait ressentir.

_

Mesures d'hygiène : il est important de bien se laver les mains avant l'emploi des ingrédients cités ci-dessus.

Irritabilité

73

L'irritabilité est un état, un caractère d'une personne qui s'irrite facilement. Il s'agit souvent d'une réaction à un facteur externe.

_

Huiles essentielles : *Camomille – Lavande - Marjolaine – Cyprès*[73]

Voie interne : HE Cyprès

Verser une goutte d'huile essentielle de Cyprès dans une cuillère à café de miel. A prendre trois fois par jour jusqu'à disparition des symptômes.

Du côté de la Phytothérapie :

Voie interne : Fleurs de Camomille + fleurs de Lavande + fleurs d'Aubépine

Boire en infusion trois fois par jour, hors repas.

Irritation

74

Une irritation est une inflammation légère d'un organe ou de la peau. L'irritation cutanée provient généralement d'une peau sèche ou de maladies de peau dues au stress, comme l'Eczéma ou le Psoriasis.

Voir aussi *Démangeaison.*

[73] Liste non exhaustive

J

Jambe lourde

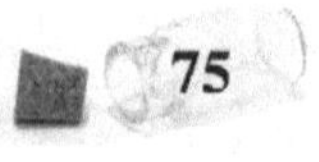

Avoir les jambes lourdes correspond à une sensation de poids dans les jambes, qui s'aggrave en fin de journée ou avec la chaleur. Les jambes lourdes, enflées et douloureuses sont des signes d'insuffisance veineuse, couramment appelés « mauvaise circulation ».

* *

Huiles essentielles : *Cyprès – Genévrier – Ciste – Menthe poivrée – Eucalyptus citronné - Niaouli – Patchouli - Cèdre – Menthe des champs - Hélichryse italienne*[74]

Voie externe : HE Menthe poivrée + HE Hélichryse italienne + HV Calophylle

Mélanger trois gouttes de chaque huile essentielle à une cuillère à soupe d'huile végétale puis appliquer le mélange en massage sur les jambes.

[74] Liste non exhaustive

Recette

Gel rafraichissant et décontractant jambes lourdes

Temps de réalisation : 15 mn
Conservation : 1 à 3 mois

HE Menthe poivrée – *10 gouttes*
HE Eucalyptus citronné – *5 gouttes*
HV Jojoba – *1 cuillère à soupe*
Hydrolat de Lavande – *1 cuillère à soupe*
Alcool Benzylique – *20 gouttes*
Gomme Cellulose – *1 à 2 grammes*

* *

Mélanger les huiles essentielles et l'huile végétale. Ajouter l'hydrolat de Lavande.
Incorporer l'alcool Benzylique, mélanger au fouet.
Ajouter au mélange la gomme, mélanger au fouet jusqu'à épaississement.
Laisser reposer puis transférer dans un flacon.
Masser les jambes deux fois par jour.

* *

Mesures d'hygiène : il est important de bien se laver les mains avant et après l'emploi des ingrédients cités ci-dessus.

Recette

Huile décongestionnante pour les jambes

Temps de réalisation : 15 mn
Conservation : Environ 1 mois

HE Géranium – *2 cuillères à café*
HE Cyprès – *3 cuillères à café*
HE Camphre – *1 cuillère à café*
HE Romarin – *2 cuillères à café*
HE Citron – *2 cuillères à café*
HV Pépins de raisins – *50 cuillères à soupe*

_

Mélanger les huiles essentielles à l'huile végétale.
Homogénéiser délicatement la préparation.
Transférer la préparation dans un flacon en verre ambré.
Masser les jambes deux fois par jour jusqu'à amélioration de l'état.

_

Mesures d'hygiène : il est important de bien se laver les mains avant et après l'emploi des ingrédients cités ci-dessus.

Recette

Spray jambes lourdes, femmes enceintes ou allaitantes

Temps de réalisation : 15 mn
Conservation : Environ 1 mois

Macérât huileux Aloe Vera – *15 ml*
HE Menthe des champs – *5 gouttes*
HV Coco – *15 ml*

* *

Ajouter l'huile essentielle à l'huile végétale de Coco. Mélanger puis incorporer le macérât huileux d'Aloe Vera et mélanger de nouveau. Transférer dans un flacon vaporisateur.
Masser les jambes deux fois par jour jusqu'à amélioration de l'état.

* *

Avertissement : En raison de la présence d'une huile essentielle, cette préparation est à utiliser à partir du sixième mois de grossesse.

* *

Mesures d'hygiène : il est important de bien se laver les mains avant et après l'emploi des ingrédients cités ci-dessus.

L

Libido (Manque de)

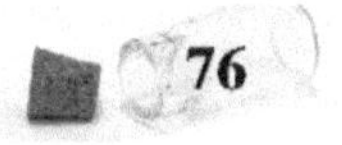

76

La libido, assimilée au désir sexuel, est l'envie d'activité sexuelle. La manque de libido touche aussi bien les hommes que les femmes, et correspondant à la diminution des envies sexuelles.

* *

Huiles essentielles : *Lavande – Bois de rose - Géranium rosat - Ylang Ylang – Jasmin – Gingembre - Bergamote*[75]

Voie interne : HE Cannelle ou Gingembre

Verser une goutte d'huile essentielle dans du jus de fruit, dans une tisane ou un yaourt, une à deux fois par jour.

Voie externe : HE Ylang Ylang

Appliquer une goutte de l'huile essentielle sur la face interne du poignet et sur le plexus solaire.

[75] Liste non exhaustive

Recette
Huile de massage pour booster la libido

Temps de réalisation : 5 mn
Conservation : 1 à 3 mois

HV Argan – *30 ml*
HE Gingembre – *20 gouttes*
HE Ylang Ylang – *20 gouttes*
HE Cannelle – *20 gouttes*

_

Ajouter les huiles essentielles à l'huile d'Argan dans un flacon en verre ambré.
Mélanger la préparation.
Masser le bas du dos et le long de la colonne vertébrale une fois par jour avec le mélange.
Pour plus d'efficacité, privilégier un massage en couple.

_

Mesures d'hygiène : il est important de bien se laver les mains avant et après l'emploi des ingrédients cités ci-dessus.

Cette préparation doit être conservée à l'abri de la lumière et de la chaleur.

M

Mal des transports 77

Le mal des transports est une série de troubles tels que les nausées, vomissements, vertiges causés par les voyages en bateau, train, avion ou voiture. Il s'agit d'une affection sans gravité due au contraste entre le mouvement enregistré par les yeux et l'immobilité du corps perçue par l'oreille interne.

Voire *Nausée*.

Mal de tête 78

Le mal de tête, ou céphalée, est une douleur ressentie au niveau de la boite crânienne. Il en existe plusieurs types dont les migraines et les céphalées de tension.

Voir *Migraine*.

Ménopause 79

La ménopause survient chez la femme et correspond à la cessation de l'activité des ovaires vers l'âge de cinquante ans. Elle se caractérise par l'arrêt définitif de la menstruation. La ménopause est précédée d'une période de pré-ménopause qui peut durer plusieurs années.

*_*_*_*_*_*_*_*_*_*_*_*_*_*_*_*_*_*_*_*

Huiles essentielles : *Sauge – Camomille – Genièvre – Mandarine – Marjolaine – Thuya – Rose - Cyprès – Menthe poivrée – Hélichryse italienne – Anis vert*[76]

[76] Liste non exhaustive

Voie externe : HE Hélichryse italienne + HE Menthe poivrée + HE Anis vert + HV Ricin

Mélanger deux gouttes de chaque huile essentielle à l'huile de Ricin puis appliquer en massage sur le ventre et sur le bas de la colonne vertébrale.

Bouffées de chaleur, voie interne : HE Sauge sclarée + HE Menthe poivrée

Prendre une goutte de chaque huile essentielle dans une cuillère à café de miel (ou sur un quart de sucre), chaque jour pendant trois semaines.

Le conseil de la naturopathe : Les périodes de pré-ménopause et de ménopause sont vécues différemment selon les femmes. Lorsque les troubles sont importants, l'activité sportive n'est pas à négliger et, est une aide précieuse au bon rétablissement de l'organisme et de l'esprit.

Migraine

80

La migraine est une forme particulière de céphalée (mal de tête) qui se caractérise par des crises qui peuvent durer de quelques heures à quelques jours. Ces crises sont variables d'un individu à l'autre et peuvent survenir plusieurs fois par semaine ou quelques fois dans l'année.

* *

Huiles essentielles : *Romarin – Basilic – Lemongrass - Mélisse – Menthe poivrée – Lavande vraie – Marjolaine - Camphre*[77]

Voie externe : HE Lavande vraie + HE Menthe poivrée ou Camphre

Appliquer une goutte de chaque huile essentielle sur les tempes et masser délicatement. Si l'odeur est trop forte, mélanger à quelques gouttes d'huile végétale d'Amande douce.

Voie interne : HE Marjolaine + HE Romarin + HE Lavande

Appliquer une goutte du mélange sur un quart de sucre et laisser fondre dans la bouche. A prendre jusqu'à trois fois par jour.

Voie interne : HE Menthe poivrée

En inhalation trois fois par jour.

Le conseil de la naturopathe : Les migraines sont des céphalées très puissante et nécessitent de se reposer dans une pièce sombre. En effet, une forte luminosité intensifiera la douleur.

[77] Liste non exhaustive

Recette
Infusion anti-migraines

Temps de préparation : 15 mn
Conservation : Aucune

Sauge
Feuilles de Romarin
Valériane
Fleurs de Matricaire

_

Répartir à part égales les plantes et les ajouter dans une boule à thé (5 grammes par tasse)
Verser de l'eau bouillante puis laisser infuser 10 mn.
Retirer la boule à thé et déguster.
Consommer une tasse trois fois par jour.

_

Cette tisane peut se boire aussi bien chaude que froide.
Préparée à l'avance, elle doit être consommée dans la journée et en dehors des repas.

_

Mesures d'hygiène : il est important de bien se laver les mains avant l'emploi des ingrédients cités ci-dessus.

Morpion 81

Un morpion, aussi appelé poux du pubis, est un petit insecte parasite de l'homme. Il peut être responsable de la maladie transmissible appelée phtiriase.

Voir *Poux*.

Morsure légère 82

Une morsure est une plaie provoquée par les dents d'un animal ou d'un être humain. Quelle que soit l'origine de la morsure, celle-ci peut s'infecter et doit être montrée à un médecin.

Le conseil de la naturopathe : Pour l'étape de cicatrisation, appliquer du miel sur la plaie et couvrir d'une gaze propre. Répéter l'opération tant que nécessaire.

Voir *Coupure*.

Muscle (Douleur musculaire) 83

Une douleur musculaire survient généralement après un effort excessif. Il s'agit d'une douleur fréquente mais passagère que l'on appelle *Courbature*. Elle peut toutefois survenir en dehors d'un effort physique, due alors à une maladie, un virus ou une prise de médicaments.

Voir *Articulation*.

Mycose

84

Une mycose est une infection de la peau ou des muqueuses provoquée par un champignon microscopique.

* *

Huiles essentielles : *Tea tree – Lemongrass - Lavande fine – Géranium Egypte– Ail – Laurier noble – Sauge - Palmarosa*[78]

Voie externe : HE Tea tree + HE Palmarosa + HE Lavande fine + HE Laurier noble + HV Millepertuis

Ou HE Géranium Egypte + HE Lavande fine + HE Tea tree

Appliquer quelques gouttes du mélange trois fois par jour sur la mycose, jusqu'à amélioration.

Le conseil de la naturopathe : Le traitement d'une mycose peut être très long et prendre des mois. Ne pas hésiter à alterner les synergies pour plus d'efficacité.

---

[78] Liste non exhaustive

N

Nausée

85

Une nausée se caractérise par une sensation de mal-être et une envie de vomir. C'est un symptôme commun à de nombreux états comme la grippe, le mal des transports, une angoisse…
La nausée peut être accompagnée d'autres symptômes comme des contractions de l'estomac, des sensations de vertiges, des sueurs…

_

Huiles essentielles : *Citron – Menthe poivrée – Basilic tropical – Gingembre - Camomille romaine*[79]

Huiles végétales : *Ricin - Millepertuis*[80]

Voie interne : HE Citron + HE Menthe poivrée

Verser une goutte de chaque huile essentielle sur un quart de sucre et laisser fondre dans la bouche.

Voie externe : HE Menthe poivrée + HE Basilic tropical + HV Ricin

Mélanger deux gouttes de chaque huile essentielle à l'huile végétale. Masser délicatement le ventre dans le sens inverse des aiguilles d'une montre.

Chez l'enfant, voie externe : HE Camomille romaine + HE Marjolaine + HE Petit grain + HV Ricin

Mélanger une goutte de chaque huile essentielle à l'huile végétale. Masser délicatement le ventre de l'enfant dans le sens inverse des aiguilles d'une montre.

[79] Liste non exhaustive
[80] Liste non exhaustive

Chez la femme enceinte, voie interne : Hydrolat de Basilic + Hydrolat de fleur d'oranger

Prendre une cuillère à café avant les repas ou le matin au lever. Ne pas dépasser trois prises par jour.

Recette

Tisane contre les nausées
Pendant la grossesse

Temps de préparation : 15 mn
Conservation : Aucune

Feuilles de Menthe
Fleurs de Camomille
Feuilles de Chardon-Marie
Racines de Gingembre

* *

Préparer une décoction,
Ajouter une cuillère à café du mélange de plantes puis porter à ébullition.
Laisser frémir pendant cinq minutes puis couper le feu.
Laisser infuser pendant dix minutes maximum.
<u>A déguster deux à trois fois par jour en dehors des repas</u>.

* *

<u>Mesures d'hygiène</u> : il est important de bien se laver les mains avant l'emploi des ingrédients cités ci-dessus.

Nervosité

86

La nervosité est un état passager ou permanent d'irritabilité ou d'inquiétude.

Voir *Insomnie*.

O

Ongle cassant

87

Les ongles cassants, dédoublés ou fragilisés proviennent d'origines diverses, dont un état nerveux. Certaines huiles essentielles permettent de retrouver des ongles beaux et solides.

_

Huiles essentielles : *Citron – Lavande vraie - Citronnelle*[81]

Huiles végétales : *Amande douce – Argan – Ricin - Jojoba*[82]

Voie externe : HE Lavande vraie + HE citron + HV Amande douce + HV Ricin

Mélanger 3 gouttes de chaque huile essentielle à une cuillère à café de chaque huile végétale.
Appliquer en massage sur les mains, en insistant bien sur les ongles.
Appliquer chaque jour jusqu'à avoir de beaux ongles.

Orgelet

88

L'orgelet se caractérise par un gonflement douloureux de la bordure de la paupière dû à l'infection des glandes situées à la base des cils et sous les paupières.

Rappel : Il ne faut jamais utiliser d'huile essentielle dans les yeux, ni même sur les contours des yeux.

_

[81] Liste non exhaustive
[82] Liste non exhaustive

Hydrolats : *Bleuet – Lavande vraie – Rose - Camomille allemande*[83]

Voie externe : Hydrolat de Bleuet, Lavande et Camomille allemande.

Appliquer le mélange d'hydrolats sur l'orgelet à l'aide d'une compresse, trois fois par jour.
L'hydrolat de Camomille allemande peut aussi être utilisée seule.

[83] Liste non exhaustive

P

Palpitation (Du cœur)

89

Une palpitation est une contraction convulsive d'une partie du corps. Elle peut être bénigne ou peut révéler une maladie selon la zone du corps, comme une palpitation cardiaque. Cependant, une palpitation du cœur peut être de cause anxieuse, gastrique, musculaire ou articulaire et non cardiaque.

_

Huiles essentielles : *Orange douce – Menthe des champs - Lavande fine – Camomille noble – Ylang Ylang*[84]

Voie externe : HE Ylang Ylang + HE Camomille noble + HE Lavande vraie + HV Amande douce

Verser une goutte de chaque huile essentielle dans une cuillère à soupe d'huile végétale. Masser la poitrine gauche et le plexus lors de palpitations, ou en prévention.

Voie externe : HE Orange douce

Une goutte d'huile essentielle sur la face interne du poignet gauche pendant les palpitations. Puis inspirer profondément plusieurs fois jusqu'à retrouver le calme.

Le conseil de la naturopathe : Lorsque les palpitations sont d'origine anxieuse, pratiquer quotidiennement des exercices de respirations et de relaxation.

[84] Liste non exhaustive

Panaris

90

Un panaris est une infection de la pulpe du doigt qui survient généralement après une blessure, entraînant une inflammation aigüe quelle qu'en soit la nature, l'étendue et la profondeur.

Voir *Abcès cutané*.

Peau grasse

91

Une peau grasse est caractérisée par une sécrétion excessive de Sébum par les glandes sébacées. Il est important de réguler la production de Sébum pour éviter l'apparition de boutons.

_

Huiles essentielles : *Tea tree – Carotte – Citron - Romarin à verbénone – Petit grain bigarade - Manuka – Lavande aspic – Niaouli*[85]

Huiles végétales : *Argan – Noisette – Nigelle -Chanvre*[86]

Le conseil de la naturopathe : Ajouter une à deux gouttes d'une huile essentielle à la crème de jour.
Les huiles végétales utilisées doivent être non comédogènes.

[85] Liste non exhaustive
[86] Liste non exhaustive

Recette
Sérum régulateur
(Visage)

Temps de préparation : 15 mn
Conservation : 1 à 3 mois

HV Noisette – *15 ml*
HV Argan – *15 ml*
HE Géranium rosat – 1*5 gouttes*
HE Niaouli – *5 gouttes*
HE Lavande aspic ou vraie – *10 gouttes*

_

Verser les huiles essentielles dans un flacon en verre d'une contenance de 30 ml.
Ajouter les huiles végétales jusqu'à hauteur du flacon.
Mélanger délicatement pour homogénéiser. Appliquer sur le visage, sur une peau nettoyée, en mouvements circulaires.
A utiliser deux fois par jour.

_

Mesures d'hygiène : il est important de bien se laver les mains avant et après l'emploi des ingrédients cités ci-dessus.

Recette
Masque nourrissant
(Visage)

Temps de préparation : 10 mn
Conservation : Aucune

Crème fraîche épaisse – *2 cuillères à soupe*
HV Sésame – *1 cuillère à café*
HE Baume du Pérou – *5 gouttes*

* *

Ajouter l'ensemble des ingrédients dans un bol en commençant par la crème fraîche, puis l'huile végétale et ensuite l'huile essentielle.
Mélanger jusqu'à homogénéisation.
Appliquer sur le visage, sur une peau nettoyée, en mouvements circulaires.
Laisser poser 15 à 30 minutes.
Rincer à l'eau tiède.
<u>A utiliser une fois par semaine.</u>

* *

<u>Mesures d'hygiène</u> : il est important de bien se laver les mains avant et après l'emploi des ingrédients cités ci-dessus.

Peau sèche

92

La sècheresse de la peau est la conséquence d'une baisse de substance grasse. Cette substance est le Sébum, qui a pour rôle de préserver la peau hydratée.

_

Huiles essentielles : *Patchouli – Géranium rosat – Camomille noble – Lavande vraie – Hélichryse italienne*[87]

Huiles végétales : *Amande douce – Avocat - Argan – Rose musquée – Bourrache – Ricin - Macadamia*[88]

Le conseil de la naturopathe : Le beurre de Karité est un excellent régénérateur pour la peau. Il apaise les inflammations, hydrate et nourrit la peau en profondeur. Il convient idéalement aux peaux très sèches, formant des crevasses.

[87] Liste non exhaustive
[88] Liste non exhaustive

Recette

Sérum hydratant
(Corps et visage)

Temps de préparation : 15 mn
Conservation : 1 à 3 mois

HV d'Argan – *15 ml*
HV Amande douce – *15 ml*
HE Camomille noble – *8 gouttes*
HE Patchouli – *7 gouttes*

_

Verser les huiles essentielles dans un flacon en verre ambré d'une contenance de 30 ml.
Ajouter les huiles végétales jusqu'à hauteur du flacon.
Mélanger jusqu'à homogénéisation.
Appliquer en massage sur le corps et le visage.
A utiliser chaque jour.

_

Mesures d'hygiène : il est important de bien se laver les mains avant et après l'emploi des ingrédients cités ci-dessus.

Recette
Baume hydratant corps
(Et visage)

Temps de réalisation : Une journée
Conservation : 1 à 2 mois

Beurre de Karité – *30 grammes*
HV Argan – *1 cuillère à soupe*
HV Amande douce – *1 cuillère à soupe*
HE Patchouli – *5 à 10 gouttes*

* *

Laisser fondre le beurre de Karité au bain-marie.
Mélanger l'huile essentielle aux huiles végétales puis ajouter au beurre de Karité.
Mélanger puis verser dans un flacon sans reboucher ce flacon.
Placer au réfrigérateur pendant environ 15 heures.
Appliquer sur l'ensemble du corps en insistant sur les zones sèches.
A utiliser matin et soir.

* *

Mesures d'hygiène : il est important de bien se laver les mains avant l'emploi des ingrédients cités ci-dessus.

Recette

Baume hydratant et réparateur pour bébés et enfants

Temps de réalisation : 15 mn
Conservation : 1 à 2 mois

Beurre de Karité – *10 grammes*
Extrait CO2 de Camomille – *½ cuillère*
HV Cameline – *10 ml*

* *

Laisser fondre le beurre de Karité au bain-marie.
Ajouter l'extrait de CO2 de Camomille puis mélanger.
Incorporer l'huile végétale.
Lorsque le mélange est homogène et tiède, verser dans un flacon puis laisser refroidir.
Appliquer sur l'ensemble du corps (hors visage) en insistant sur les zones sèches.
A utiliser chaque jour.

* *

Mesures d'hygiène : il est important de bien se laver les mains avant l'emploi des ingrédients cités ci-dessus.

Pellicules

93

Les pellicules sont des petites ***squames*** blanches qui se détachent du cuir chevelu à la suite d'une infection par un champignon. Il s'agit d'un problème bénin inesthétique.

* *

Huiles essentielles : *Tea tree – Bois de rose – Cade – Lavande vraie - Laurier noble – Cèdre de l'Atlas – Palmarosa – Patchouli – Genévrier – Géranium rosat*[89]

Voie externe : HE Tea tree + HE Laurier noble + HE Cèdre de l'Atlas

Verser une à deux gouttes d'huiles essentielles dans une noix de shampoing.
Laver les cheveux en massant le cuir chevelu, laisser agir quelques minutes puis rincer.

Peur

94

La peur est une émotion ressentie généralement en présence ou dans la perspective d'un danger ou d'une menace. En d'autres termes, la peur est une conséquence de l'analyse du danger et permet au sujet de le fuir ou de la combattre. Une peur peut se transformer en phobie et devenir paralysante pour le sujet, qui peut s'isoler ou se renfermer.

* *

[89] Liste non exhaustive

Huiles essentielles : *Marjolaine à coquilles – Verveine citronnée – Camomille romaine – Ylang Ylang – Néroli – Ravintsara - Orange douce – Lavande vraie*[90]

Voie externe : HE Lavande vraie + HE Camomille romaine + HE Verveine citronnée + HE Ravintsara + HV Argan

Appliquer deux gouttes du mélange en massage sur le plexus solaire ou sous la voûte plantaire.

[90] Liste non exhaustive

Phobie

95

Une phobie est une crainte angoissante et injustifiée d'une situation, d'un objet ou de l'accomplissement d'une action.

Le conseil de la naturopathe : Les phobies se traitent très bien avec quelques séances de Sophrologie.

Voir *Peur*.

Piqûre d'insecte

96

La majorité des piqûres d'insectes est bénigne mais certaines piqûres peuvent provoquer des réactions plus ou moins fortes, en particulier chez des individus allergiques, qui doivent être vigilants et réactifs.

* *

Huiles essentielles : *Lavande fine – Citronnelle – Eucalyptus citronné – Tea tree – Menthe poivrée - Camomille allemande*[91]

Voie externe : HE Lavande fine

Appliquer une goutte d'huile essentielle pure sur la piqûre.

Voie externe : HE Lavande fine + HE Eucalyptus citronné + HE Camphre + HV Amande douce

Appliquer une compresse du mélange sur la piqûre.

[91] Liste non exhaustive

Recette
Répulsif anti-moustiques

Temps de préparation : 10 mn
Conservation : Jusqu'à 6 mois

HV d'Argan – *30 ml*
HE Citronnelle – *15 gouttes*
HE Géranium rosat – *10 gouttes*
HE Menthe poivrée – 3 *gouttes*

* *

Verser les huiles essentielles dans un flacon vaporisateur en verre puis ajouter l'huile végétale jusqu'à hauteur du flacon.
Mélanger puis vaporiser sur le corps et les textiles.
A utiliser jusqu'à quatre fois par jour.

* *

Certaines personnes peuvent présenter des réactions allergiques aux huiles essentielles. Tester sur une partie de la peau 48h avant utilisation. Ne pas utiliser chez l'enfant de moins de trois ans.

* *

Mesures d'hygiène : il est important de bien se laver les mains avant et après l'emploi des ingrédients cités ci-dessus.

Psoriasis

97

Le psoriasis est une maladie inflammatoire de la peau caractérisée par l'apparition de plaques. Ces plaques apparaissent généralement au niveau des coudes, des genoux et sur le cuir chevelu mais peuvent se localiser à d'autres endroits. Elles entrainent d'importantes démangeaisons souvent douloureuses.
Le psoriasis est une maladie chronique qui évolue par phases et qui n'est pas contagieuse.

_

Huiles essentielles : *Lavande vraie – Cajeput - Palmarosa - Myrrhe - Géranium rosat – Bois de rose - Romarin*[92]

Huiles végétales : Amande douce – *Rose musquée - Abricot - Macadamia*[93]

Voie externe : HE Lavande vraie + HE Géranium rosat + HV Macadamia

Mélanger 4 gouttes de chaque huile essentielle à l'huile végétale et ajouter à l'eau du bain.
Ne pas dépasser un temps de bain de vingt minutes.

Voie externe : HE Bois de rose + HE Géranium rosat + HE Myrrhe + HV Amande douce

Appliquer quatre gouttes du mélange localement, trois fois par jour jusqu'à disparition des symptômes.

Le conseil de la naturopathe : Le Psoriasis peut être d'origine nerveuse. Dans ce cas précis, il sera utile de traiter également l'anxiété qui le génère, par de la Sophrologie par exemple.

---

[92] Liste non exhaustive
[93] Liste non exhaustive

R

Reflux gastrique

98

Le reflux gastrique (reflux gastro-œsophagien) correspond à une inflammation de l'œsophage. Il se traduit par des irritations et des sensations de brûlures d'estomac.

_

Huiles essentielles : *Menthe poivrée – Basilic doux – Fenouil doux - Coriandre- Camomille romaine*[94]

Voie interne : HE Menthe poivrée + HE Camomille romaine + HE Basilic doux

Verser une goutte de chaque huile essentielle sur un quart de sucre avant les repas.

Voie externe : HE Menthe poivrée ou HE Basilic doux + HV Ricin

Mélanger deux gouttes de chaque huile essentielle dans une cuillère à café d'huile végétale puis masser le plexus solaire après les repas.

Règles douloureuses

99

Les règles difficiles, irrégulières et / ou douloureuses peuvent entraîner des symptômes comme des nausées, vertiges ou encore de la fièvre.

_

Huiles essentielles : *Menthe poivrée – Carvi - Estragon - Cyprès – Cerfeuil*[95]

---

[94] Liste non exhaustive
[95] Liste non exhaustive

Huile végétale : *Ricin*[96]

Voie externe : HE Menthe poivrée + HV Ricin

Appliquer quelques gouttes du mélange trois fois par jour en massage sur le ventre.

Voie interne : HE Estragon + HE Cyprès + HE Cerfeuil

Prendre une goutte du mélange sur un quart de sucre, trois fois par jour.

[96] Liste non exhaustive

Recette

Tisane règles douloureuses
Et maux de ventre

Temps de préparation : 15 mn
Conservation : Aucune

Sauge (plante)
Souci (fleurs)
Matricaire (fleurs)

_

Répartir les plantes à part égale (environ cinq grammes par tasse).
Préparer une décoction.
Après décoction, laisser infuser les plantes pendant cinq minutes.
<u>Consommer une tasse trois fois par jour jusqu'à amélioration</u>.

_

Préparée à l'avance, cette tisane doit être consommée dans la journée et en dehors des repas.

_

<u>Mesures d'hygiène</u> : il est important de bien se laver les mains avant l'emploi des ingrédients cités ci-dessus.

Rhume

100

Le rhume est une infection du nez et de la gorge, causée par un virus. Les symptômes fréquents sont une congestion nasale, des éternuements, un écoulement nasal et un mal de gorge. La durée d'un rhume est de sept jours maximum.

* *

Huiles essentielles : *Citron – Cannelle de Ceylan - Ravintsara – Tea tree – Niaouli – Lavande aspic – Lavande vraie - Eucalyptus globulus*[97]

Voie interne : HE Lavande aspic

Verser deux gouttes sur un mouchoir puis inspirer profondément plusieurs fois.

Voie externe : HE Eucalyptus globulus + HE Citron + HE Lavande aspic + HV Amande douce

Verser quelques gouttes du mélange dans un bain.
La durée du bain ne doit pas dépasser vingt minutes.

[97] Liste non exhaustive

Recette

Baume respiratoire

Temps de préparation : Une journée
Conservation : Plusieurs mois

Beurre de karité – *20 grammes*
Cire d'Abeille – *10 grammes*
HV Tournesol – *1 cuillère à soupe*
HE Eucalyptus – *15 gouttes*
HE Menthe poivrée – *5 gouttes*
HE Tea tree – *5 gouttes*
HE Ravintsara – *5 gouttes*

* *

Faire fondre le beurre de Karité et la cire d'Abeille au bain marie, mélanger.
Ajouter les huiles essentielles et l'huile végétale.
Placer la préparation au réfrigérateur pendant douze heures.
Appliquer en massage sur le thorax trois fois par jour.

* *

Mesures d'hygiène : il est important de bien se laver les mains avant et après l'emploi des ingrédients cités ci-dessus.

Rhume des foins

101

Le rhume des foins est une réaction allergique au pollen. Les symptômes sont des éternuements, une sensation de nez bouché, le nez qui coule, les yeux rouges et piquants et des démangeaisons au niveau du nez. Le rhume des foins est apparenté à la rhinite allergique.

* *

Huiles essentielles : *Nigelle - Ravintsara – Menthe poivrée – Estragon - Eucalyptus radiata*[98]

Voie externe : HE Ravintsara + HE Estragon + HV Amande douce.

Masser le thorax et le haut du dos trois fois par jour jusqu'à disparition des symptômes.

Voie interne : Verser une goutte de chaque huile essentielle sur un mouchoir et inspirer profondément plusieurs fois.

[98] Liste non exhaustive

S

Saignement de nez

102

Le saignement de nez est une hémorragie en provenance des fosses nasales. Il s'écoule souvent par les narines mais peut aussi s'écouler dans le pharynx. Le saignement de nez est un mal généralement bénin.

_

Huiles essentielles : *Ciste ladanifère – Géranium rosat*[99]

Voie externe : HE Ciste ladanifère + HE Géranium rosat

Verser deux gouttes du mélange sur un coton-tige à insérer dans la narine. En cas de saignement important, imbiber un linge de plusieurs gouttes et comprimer l'hémorragie.

L'huile essentielle de Ciste ladanifère peut être employée seule, à raison de deux gouttes sur un linge à insérer dans la narine.

Sinusite

103

La sinusite est une inflammation ou une infection d'un ou de plusieurs des sinus que comporte le corps humain. Elle peut être aigüe ou chronique.

_

Huiles essentielles : *Tea tree – Romarin – Pin sylvestre – Laurier noble - Niaouli – Bois de rose - Menthe poivrée – Lavande aspic – Ravintsara - Eucalyptus radiata*[100]

[99] Liste non exhaustive
[100] Liste non exhaustive

Voie interne : HE Tea tree + HE Bois de rose + HE Ravintsara ou Menthe poivrée

Verser deux gouttes de chaque huile essentielle dans un bol d'eau bouillante puis inhaler pendant plusieurs minutes, plusieurs fois par jour.

Cette synergie peut également s'employer en diffusion dans l'habitat.

Recette

Stick anti sinusite
Et nez bouché

Temps de préparation : 5 mn
Conservation : 1 à 2 mois

HE Ravintsara – *2 gouttes*
HE Menthe poivrée – *2 gouttes*
HE Bois de rose – *2 gouttes*

_

Retirer la mèche du tube plastique.
Déposer les gouttes d'huiles essentielles sur la mèche du stick.
Insérer la mèche dans le tube plastique.
Fermer.
<u>Inspirer profondément plusieurs fois par jour jusqu'à amélioration du symptôme.</u>

_

<u>Mesures d'hygiène</u> : il est important de bien se laver les mains avant l'emploi des ingrédients cités ci-dessus.

_

Lorsque le stick perd en efficacité, utiliser une nouvelle mèche.

Spasmophilie

104

La spasmophilie est une crise de contractions musculaires violentes et incontrôlables, qui survient dans un contexte d'anxiété ou suite à une contrariété.

_

Huiles essentielles : *Mélisse – Orange douce - Petit grain bigarade – Lavande vraie – Marjolaine – Ylang Ylang – Estragon*[101]

Voie externe : HE Estragon + HE Ylang Ylang + HE Mélisse + HE Marjolaine + HV Amande douce

Mélanger une à deux gouttes de chaque huile essentielle puis appliquer en massages sur le plexus solaire.

Cette synergie d'huiles essentielles peut être ingérées en dehors des repas, dans une cuillère à café de miel ou sur un comprimé neutre.

Stress

105

Le stress est une réponse physiologique de l'organisme à une situation angoissante ou épuisante. Le corps produit alors des hormones spécifiques et met à disposition une énergie supplémentaire visant à être dépensée.
Une accumulation de stress peut entrainer des maladies comme la dépression, le psoriasis, des douleurs articulaires…

Voir *Insomnie*.

[101] Liste non exhaustive

Surmenage

106

Le surmenage est une asthénie qui se distingue de la fatigue occasionnelle consécutive à un effort intense. Le surmenage se caractérise par une difficulté d'adaptation dans la vie professionnelle ou familiale. Il survient notamment après un changement (divorce, déménagement…).

* *

Huiles essentielles : *Ylang Ylang – Petit grain bigarade – Lavande vraie – Orange douce*[102]

Voie externe : Respecter les deux étapes ci-dessous, tous les jours jusqu'à amélioration.

1) HE Lavande vraie
2) HE Ylang Ylang + HV Abricot

1) Verser cinq gouttes d'huile essentielle de Lavande dans du gel moussant puis ajouter à l'eau du bain. Ne pas dépasser vingt minutes de bain.

Peut aussi être mélangé dans le gel douche si pas de possibilité de prendre un bain.

2) Avant le coucher, mélanger deux gouttes d'huile essentielle d'Ylang Ylang à une noix d'huile végétale. Masser les voûtes plantaires.

Le conseil de la naturopathe : Le surmenage ne s'éradique pas avec du repos ou des produits naturels, bien que ceux-ci soient d'une aide précieuse. Le traitement du surmenage passe par la résolution des problèmes qui y ont conduit, qu'ils soient d'ordres professionnels ou personnels. Pour cela, une aide professionnelle (Sophrologue…) s'avère souvent utile.

[102] Liste non exhaustive

T

Tabac (arrêt) 107

L'arrêt du tabac est difficile mais peu importe depuis combien de temps et quelle consommation en est faite, les bénéfices après arrêt se font presque immédiatement ressentir. En effet, dans les vingt-quatre heures qui suivent l'arrêt du tabac, la pression sanguine et les pulsations du cœur redeviennent normales, la quantité de monoxyde de carbone dans le sang diminue de moitié et le risque de myocarde et d'infarctus diminuent. Ces bénéfices dès la première journée d'arrêt sont plutôt encourageants, alors voici quelques huiles pour prolonger l'arrêt du tabac.

_

Huiles essentielles : *Gingembre – Citron – Myrte – Eucalyptus – Menthe poivrée – Mandarine – Mandarine verte - Orange douce – Encens*[103]

Huiles végétales : *Abricot – Amande douce*[104]

Voie interne : HE Orange douce + HE Mandarine verte

Deux à trois gouttes de chaque huile essentielle en diffusion dans l'habitat, une fois par jour, de préférence en fin de journée.

Voie interne : HE Myrte + HE Mandarine

Une goutte de chaque huile essentielle dans un bol d'eau bouillante, en inhalation deux fois par jour.

[103] Liste non exhaustive
[104] Liste non exhaustive

Recette

Inhaleur arrêt du tabac

Temps de préparation : 10 mn
Conservation : 1 à 2 mois

HE Encens – *3 gouttes*
HE Menthe poivrée – *2 gouttes*
HE Bois de santal – *2 gouttes*

_

Retirer la mèche du tube plastique.
Déposer les gouttes d'huiles essentielles sur la mèche du stick.
Insérer la mèche dans le tube plastique.
Inspirer profondément dès que l'envie de fumer se présente.

_

En mélange à de l'huile végétale d'Abricot, une goutte de ce mélange peut être déposée sur la face interne des poignets, le matin au lever.

_

Mesures d'hygiène : il est important de bien se laver les mains avant l'emploi des ingrédients cités ci-dessus.

Tâche cutanée 108

Les taches brunes ou taches de vieillesse apparaissent à tous les âges sur les zones du corps les plus exposées au soleil (cou, décolleté, visage, mains). Ces taches sont bénignes et augmentent avec l'âge.

_

Huiles essentielles : *Carotte – Céleri –*[105]

Huiles végétales : *Rose musquée – Argan – Figue de Barbarie*[106]

Voie externe : HE Carotte + HE Céleri + HV Rose musquée

Deux à trois gouttes de chaque huile essentielle en en mélange à une cuillère à soupe d'huile végétale, une à deux fois par jour, en massage sur les zones concernées.

Tendinite 109

La tendinite est une inflammation du tendon. Cette affection provoque une douleur ainsi qu'une sensibilité à l'extérieur de l'articulation.

_

Huiles essentielles : *Lavande vraie – Eucalyptus citronné – Hélichryse italienne (immortelle) – Citron – Vétiver – Gaulthérie odorante*[107]

Huile végétale et huile de massage : *Arnica - Argan*

---

[105] Liste non exhaustive
[106] Liste non exhaustive
[107] Liste non exhaustive

Voie externe : HE Gaulthérie + HE Hélichryse italienne + HE Lavande vraie + HV Argan

Deux gouttes de chaque huile essentielle dans une cuillère à soupe d'huile d'Argan. Masser la zone douloureuse quatre fois par jour, sept jours maxi.

Le conseil de la naturopathe : Le froid est un anti-inflammatoire. Poser régulièrement de la glace sur la zone douloureuse.

Recette
Baume antidouleur

Temps de réalisation : Une journée
Conservation : 1 à 2 mois

HE Gaulthérie – *8 gouttes*
HE Hélichryse italienne – *5 gouttes*
HE Camphre – *6 gouttes*
HE Lavande vraie – *5 gouttes*
HV Moutarde – *1 cuillère à soupe*
Beurre de Karité – *30 ml*

* *

Faire fondre le beurre de Karité au bain-marie.
Laisser tiédir quelques minutes puis ajouter les huiles essentielles.
Transvaser la préparation dans un contenant adapté et laisser refroidir au réfrigérateur.
Masser les zones douloureuses jusqu'à quatre fois par jour.
A utiliser pendant maximum sept jours.

* *

Mesures d'hygiène : il est important de bien se laver les mains avant et après l'emploi des ingrédients cités ci-dessus.

Torticolis

110

Le torticolis est une contracture musculaire douloureuse du cou, qui peut aussi toucher d'autres endroits comme le trapèze.

* *

Huiles essentielles : *Eucalyptus citronné – Eucalyptus globulus – Lavande vraie – Hélichryse italienne – Gaulthérie – Romarin à Camphre – Menthe poivrée*[108]

Huiles végétale et de massage : *Moutarde - Arnica*[109]

Voie externe : HE Gaulthérie couchée + HE Lavande + HE Menthe poivrée + HV Moutarde

Mélanger deux gouttes de Gaulthérie, une goutte de Menthe poivrée et deux gouttes de Lavande, à une noisette d'huile végétale.
Masser la zone douloureuse trois fois par jour jusqu'à disparition de la douleur.

Toux

111

La toux est un acte réflexe d'une irritation et permet d'expulser des particules inhalées par inadvertance (mucosités). La toux est un symptôme dû à diverses maladies comme l'Angine, la Bronchite…

* *

[108] Liste non exhaustive
[109] Liste non exhaustive

Huiles essentielles : *Cyprès – Eucalyptus globulus – Eucalyptus radiata – Origan – Myrrhe - Marjolaine à coquilles*[110]

Voie externe : HE Eucalyptus + HE Cyprès + HV Amande douce

Mélanger une à deux gouttes de chaque huile essentielle à l'huile végétale. Massez le thorax et le haut du dos, trois fois par jour.

Voie interne : HE Eucalyptus + HE Myrrhe

Verser une goutte de chaque huile sur un quart de sucre et laisser fondre dans la bouche.

[110] Liste non exhaustive

Recette
Sirop contre la toux

Temps de réalisation : 15 mn
Conservation : 3 à 5 jours

HE Eucalyptus – *5 gouttes*
Miel de Lavande ou de Manuka – *3 cuillères à soupe*
1 jus de petit citron
Thym ou Basilic frais

* *

Porter à ébullition 25 cl d'eau.
Plonger le Thym ou le Basilic dans l'eau bouillante puis laisser infuser pendant dix minutes.
Sortir le Thym ou le Basilic puis remettre la préparation à chauffer à feu doux.
Ajouter le miel, le jus de citron et l'huile essentielle, puis remuer lentement jusqu'à obtenir un liquide homogène.
Transvaser la préparation dans un flacon en verre.
Prendre jusqu'à quatre cuillères à soupe par jour.

* *

Mesures d'hygiène : il est important de bien se laver les mains avant et après l'emploi des ingrédients cités ci-dessus.

Transpiration (Hyper transpiration) 112

Une transpiration excessive est une production excessive de sueur inexpliquée qui peut être générale ou localisée. Elle touche surtout les aisselles, les pieds et les mains.

Huiles essentielles : *Palmarosa – Cyprès - Laurier noble – Géranium - Tea tree – Lavande fine*[111]

Voie externe : HE Palmarosa + HE Lavande fine + HE Géranium + HV d'Abricot

Verser une goutte de chaque huile essentielle l'huile végétale et appliquer sur les zones concernées puis laisser sécher à l'air libre.

[111] Liste non exhaustive

U

Urticaire 113

L'urticaire est une éruption cutanée qui se caractérise par des démangeaisons et l'apparition de plaques rouges en relief, qui ressemblent aux piqûres d'orties.

* *

Huiles essentielles : *Palmarosa – Menthe poivrée - Hélichryse italienne - Camomille – Géranium rosat– Lavande vraie*[112]

Voie externe : HE Lavande vraie + HE Géranium rosat + HE Camomille + HV Amande douce

Mélanger deux gouttes de chaque huile essentielle à l'huile végétale et appliquer localement jusqu'à disparition des symptômes.

[112] Liste non exhaustive

V

Varice 114

Une varice est la formation d'un caillot dans un vaisseau sanguin. La varice des jambes est une dilatation permanente d'une veine du réseau veineux superficiel des membres inférieurs.

Voir *Jambe lourde*.

Vergeture 115

Une vergeture est une cicatrice due à une diminution de l'épaisseur de la peau, à l'aspect rouge / violet. Les vergetures forment des stries linéaires parallèles sur la peau et rendent la zone touchée inesthétique.

_

Huiles essentielles : *Citron – Mandarine – Géranium rosat – Hélichryse italienne - Niaouli*[113]

Huiles végétales : *Amande douce – Bourrache - Rose musquée – Argan – Germe de blé*[114]

Le conseil de la naturopathe : Traiter les vergetures dès leurs apparitions contribuera à une meilleure élimination.

<u>Pour les femmes enceintes ou allaitantes</u>, masser matin et soir les zones concernées avec un mélange d'huile d'Argan et d'huile de Rose musquée.

[113] Liste non exhaustive
[114] Liste non exhaustive

Recette
Huile anti-vergetures

Temps de réalisation : 10 mn
Conservation : 1 à 3 mois

HE Hélichryse italienne – *5 gouttes*
HE Mandarine – *8 gouttes*
HE Citron – *8 gouttes*
HE Géranium rosat – *2 gouttes*
HV Argan – *15 ml*
HV Rose musquée – *15 ml*

* *

Verser les huiles essentielles dans un flacon en verre ambré d'une contenance de 30 ml.
Ajouter les huiles végétales puis mélanger jusqu'à homogénéisation.
Appliquer le mélange matin et soir sur les zones à traiter jusqu'à amélioration.

* *

Mesures d'hygiène : il est important de bien se laver les mains avant et après l'emploi des ingrédients cités ci-dessus.

Verrue 116

Les verrues sont des ***excroissances*** rugueuses bégnines qui se forment dans l'***épiderme***. Elles sont dues à une infection causée par un virus de la famille des papillomavirus humains et sont contagieuses.

Huiles essentielles : *Sarriette des montagnes - Tea Tree - Citron - Cannelle de Chine*[115]

Voie externe : HE Cannelle de Chine + HE Sarriette des montagnes + HE Citron + Essence de zeste de Mandarine

Appliquer une goutte du mélange sur la verrue matin et soir jusqu'à disparition.

Le conseil de la naturopathe : En cours de traitement et de guérison, la verrue peut blanchir et sécher mais il n'est pas nécessaire de la gratter ou de la poncer.

[115] Liste non exhaustive

Recette

Synergie grand format contre les verrues

Temps de réalisation : 5 mn
Conservation : Environ 3 mois

HE Sarriette des montagnes – *50 gouttes*
HE Cannelle de Chine – *50 gouttes*
HE Citron – *50 gouttes*
HE Tea tree – *50 gouttes*

* *

Ajouter le mélange dans un flacon roll-on en verre puis refermer et mélanger.
Appliquer le mélange sur la verrue matin et soir.
Renouveler jusqu'à disparition de la verrue.

* *

Mesures d'hygiène : il est important de bien se laver les mains avant et après l'emploi des ingrédients cités ci-dessus.

* *

Si le flacon est classique, appliquer le mélange à l'aide d'un coton-tige sans dépasser sur la peau saine.

Ver solitaire (Ténia) 117

Le Ténia, ou ver solitaire, fait partie des parasites que l'on peut intégrer via l'alimentation. Il s'agit d'un long ver parasite de l'intestin qui affecte le système digestif.

_

Huiles essentielles : *Cannelle – Thym – Menthe poivrée*[116]

Voie interne : HE Cardamome + HE Menthe poivrée + Thym à linalol

Verser une goutte de chaque huile essentielle dans une cuillère de miel ou d'huile d'Olive, à ingérer avant chaque repas pendant une dizaine de jours.

Le conseil de la naturopathe : L'huile essentielle de cardamome est réputée pour favoriser l'évacuation des parasites. Elle peut être employée seule, en suivant la posologie ci-dessus.

[116] Liste non exhaustive

Vertige (étourdissement)

118

Un vertige est une sensation de mouvement dans l'espace. Il se caractérise par une sensation de tourner sur soi-même ou bien que la pièce dans laquelle on se trouve tourne autour de nous.

* *

Huiles essentielles : *Myrte – Lavande vraie – Eucalyptus – Basilic tropical – Sauge sclarée - Menthe poivrée*[117]

Voie interne : HE Menthe poivrée

Une goutte sur un quart de sucre ou dans une cuillère à café de miel, à laisser fondre dans la bouche.

Voie externe : HE Eucalyptus + HE Menthe poivrée + HV Ricin

Mélanger une goutte de Menthe poivrée à deux gouttes d'Eucalyptus, et une cuillère à soupe d'huile végétale de Ricin. En massage sur le thorax.

[117] Liste non exhaustive

Recette

Inhaleur vertiges

Temps de préparation : 10 mn
Conservation : 1 à 2 mois

HE Eucalyptus – *5 gouttes*
HE Menthe poivrée – *3 gouttes*
HE Lavande vraie – *1 goutte*

* *

Retirer la mèche du tube plastique.
Déposer les gouttes d'huiles essentielles sur la mèche du stick.
Insérer la mèche dans le tube plastique.
Fermer.
Inspirer profondément en cas d'étourdissement, cinq fois de suite.

* *

Mesures d'hygiène : il est important de bien se laver les mains avant l'emploi des ingrédients cités ci-dessus.

* *

Lorsque le stick perd en efficacité, utiliser une nouvelle mèche pour renouveler la synergie.

Vieillissement cutané

119

Le vieillissement de la peau est caractérisé par une perte d'élasticité des tissus, un changement de texture de la peau et l'apparition d'anomalies superficielles.

Huiles essentielles : *Ciste – Palmarosa – Géranium rosat – Myrte vert – Hélichryse italienne – Santal – Rose de Damas*[118]

Huiles végétales : *Rose musquée – Jojoba – Onagre – Caméline - Argan*[119]

Voie externe : HE Géranium rosat + HV Rose musquée

Mélanger deux à trois gouttes d'huile essentielle à une noix d'huile végétale. Appliquer sur le visage chaque soir en massages circulaires.

[118] Liste non exhaustive
[119] Liste non exhaustive

Recette
Sérum anti-âge

Temps de préparation : 10 mn
Conservation : 1 à 3 mois

HE Géranium rosat – *10 gouttes*
HE Santal – *5 gouttes*
HE Ciste – *5 gouttes*
HV Argan – *15 ml*
HV Rose musquée – *15 ml*

_

Mélanger l'ensemble des ingrédients.
Transférer dans un flacon en verre ambré d'une contenance de 30 ml.
Appliquer chaque soir sur le visage, sur une peau nettoyée.

_

Mesures d'hygiène : il est important de bien se laver les mains avant et après l'emploi des ingrédients cités ci-dessus.

_

Attention : L'huile végétale de Rose musquée tache les tissus clairs.

Virus (Prévention des)

120

Un virus est un agent infectieux nécessitant un hôte, en général une cellule, dont il utilise le ***métabolisme*** et des constituants pour se répliquer.

* *

Huiles essentielles : *Sarriette – Ravintsara - Eucalyptus globulus – Cyprès - Origan – Thym à thymol – Niaouli - Citron*[120]

En diffusion : HE Citron + HE Eucalyptus ou HE Citron + HE Pamplemousse

Deux gouttes de chaque huile essentielle dans un diffuseur pour assainir l'air de l'habitat.

Le conseil de la naturopathe : Si exposition à un virus, deux gouttes d'huiles essentielles de Citron et d'Eucalyptus mélangées au savon lors de la douche.

Vitalité (manque de)

121

Un manque de vitalité est souvent dû à un état de stress, une baisse de moral ou au changement de saison. Ce manque de vitalité conduit à une fatigue passagère.

* *

Huiles essentielles : *Ciron – Néroli - Verveine odorante – Orange douce - Pin – Epinette noire - Eucalyptus radiata - Menthe poivrée*[121]

---

[120] Liste non exhaustive
[121] Liste non exhaustive

Voie externe : HE Epinette noire + HE Lavande fine + HE Verveine odorante + Essence de zeste de Mandarine ou HE Petit grain

Appliquer une goutte de chaque huile essentielle en mélange à de l'huile végétale d'Abricot et masser le long de la colonne vertébrale, matin et soir.

Le conseil de la naturopathe : Lors d'une fatigue passagère, une cure de vitamine C et une activité sportive sont essentielles.

<u>**Recette**</u>
Stick vitalité

Temps de préparation : 5 mn
Conservation : 1 à 2 mois

HE Eucalyptus – *2 gouttes*
HE Menthe poivrée – *2 gouttes*
HE Verveine odorante – *2 gouttes*

_

Retirer la mèche du tube plastique.
Déposer les gouttes d'huiles essentielles sur la mèche du stick.
Insérer la mèche dans le tube plastique.
Fermer.
<u>Inspirer profondément plusieurs fois par jour</u>.

_

<u>Mesures d'hygiène</u> : il est important de bien se laver les mains avant l'emploi des ingrédients cités ci-dessus.

_

Lorsque le stick perd en efficacité, utiliser une nouvelle mèche.

Voix (extinction de)

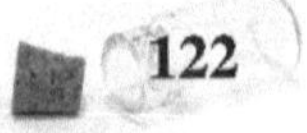

L'extinction de voix est une affection courante et bénigne qui s'avère handicapante dans la vie quotidienne. Ce trouble fait partie de ceux qui affectent l'appareil phonatoire. L'extinction de voix correspond à l'incapacité à parler au-delà du chuchotement.

* *

Huiles essentielles : *Eucalyptus citronné – Eucalyptus globulus – Lavande vraie – Citron - Thym – Eucalyptus radiata*[122]

Voie interne : HE Citron + HE Thym

Verser une goutte de chaque huile essentielle dans une cuillère de miel.
A prendre trois fois par jour.

Voir aussi *Gorge (mal de).*

Vomissement

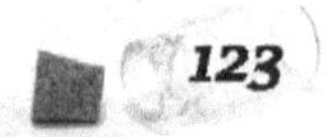

Le vomissement survient généralement suite à des nausées. Il s'agit d'un rejet du contenu gastro-intestinal par la bouche. Le vomissement peut être causé par différentes pathologies comme un état grippal, une forte douleur, une indigestion…

* *

Huiles essentielles : *Citron – Menthe poivrée – Basilic tropical – Estragon – Petit grain - Camomille romaine*[123]

---

[122] Liste non exhaustive
[123] Liste non exhaustive

Huiles végétales : *Jojoba - Ricin*[124]

Voie interne : Hydrolat de Cannelle écorce

En cas de vomissements important, prendre une demie cuillère à café tous les quarts d'heure.
Sinon, une cuillère à soupe par heure. Jusqu'à disparition des symptômes.

124 Liste non exhaustive

Y

Yeux gonflés

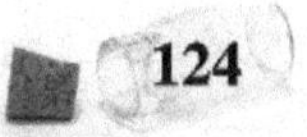
124

Avoir les yeux gonflés est courant après une courte nuit, une irritation ou un état fébrile. Outre ce symptôme, des poches et des cernes peuvent venir s'ajouter au gonflement des paupières.

* *

Huiles essentielles : *Cyprès – Ciste – Myrte - Hélichryse italienne – Lavande fine - Carotte*[125]

Huiles végétales : *Avocat – Argan - Tamanu - Carthame*[126]

Voie externe : HE Lavande fine + HV Avocat

Appliquer deux gouttes d'huile essentielle dans une noix d'huile végétale puis masser les zones concernées.

Veiller à ne pas appliquer à l'intérieur de l'œil.

[125] Liste non exhaustive
[126] Liste non exhaustive

Recette

Roll-on yeux gonflés

Temps de préparation : 5 mn
Conservation : 1 à 3 mois

HE Lavande fine –*4 gouttes*
HE Hélichryse italienne – *3 gouttes*
HE Cyprès – *2 gouttes*
HV Argan – *10 ml*

* *

Déposer les huiles essentielles dans un flacon roll-on d'une contenance de 10 ml.
Ajouter l'huile végétale pour compléter le flacon (remplir jusqu'à hauteur du flacon).
Mélanger jusqu'à homogénéisation.
Appliquer sur les cernes, les poches ou les paupières sans atteindre l'intérieur de l'œil, chaque matin et / ou soir.

* *

Mesures d'hygiène : il est important de bien se laver les mains avant l'emploi des ingrédients cités ci-dessus.

Z

Zona 125

Le zona est une éruption tardive et localisée due au virus varicelle-zona, de la famille des herpès-virus. Il concerne les enfants et adultes ayant eu la varicelle. Il s'agit d'une maladie cutanée contagieuse souvent caractérisée par des boutons et des plaques rouges.

* *

Huiles essentielles : *Genièvre – Laurier noble - Camphre – Lavande vraie – Géranium – Cyprès - Tea tree – Myrrhe – Sauge - Girofle*[127]

Voie externe : HE Lavande vraie + HE Myrrhe + HE Sauge + HV Amande douce

Appliquer une à deux gouttes de chaque huile essentielle dans une cuillère à café d'huile végétale.
Appliquer sur le zona.

Voie interne : HE Girofle + HE Genièvre

Verser une goutte de chaque huile essentielle dans une cuillère de miel ou sur un sucre de canne.
A prendre trois fois par jour en dehors des repas.

[127] Liste non exhaustive

Huile essentielle de Lavande vraie : un flacon à garder près de soi

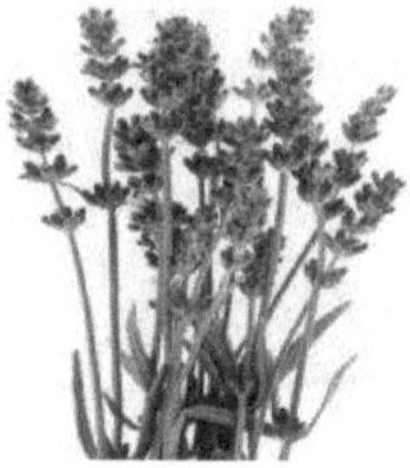

LAVANDE VRAIE

Lavandula angustifolia

Carte d'identité

Catégorie : *sous-arbrisseau*
Famille : *labiées*
Origine : *bassin méditerranéen, Europe du sud*
Exposition : *plein soleil. Certaines espèces doivent d'être abritées*
Nombres d'espèces : *28*
Taille : *jusqu'à 100 cm de haut et 100 cm de large*
Parties utilisées : *fleurs*

Un peu d'histoire…

La Lavande est une plante précieuse, réputée pour ses nombreuses propriétés bienheureuse et son parfum doux et délicat. Les parties utilisées de cette plante sont ses fleurs et l'huile essentielle qui est obtenue par distillation de la plante et entrainement à la vapeur d'eau. Il faut compter environ cent kilos de fleurs pour obtenir entre cinq et huit cents millilitres d'huile essentielle.
Cette huile essentielle permet entre autres de traiter stress, insomnies, anxiété, irritabilité. Elle est relaxante musculaire et, est une très bonne huile pour agir contre les dermatoses comme l'acné, l'eczéma, le psoriasis. Elle est également utile en cas de piqûres d'insectes, plaies, brûlures, poux. A elle seule, l'huile essentielle de Lavande vraie répond à bien des problèmes du quotidien. C'est une huile majeure en aromathérapie, c'est pourquoi cette partie lui est consacrée, afin de présenter en détails ses propriétés et indications.
Les espèces apparentées à cette huile sont le Lavandin et la Lavande stoechade.

Description : La Lavande vraie, ou Lavande fine, se distingue des autres lavandes par des feuilles plus larges et des bractées linéaires.
Les fleurs de lavande, au parfum très agréable, apparaissent vers le mois de juin. Elles sont d'un bleu – violet très beau, portées par de longues tiges florifères.

Culture : La lavande se cultive en lieux secs et arides, et bien sûr très ensoleillés. Elle se multiplie par semis des graines, soit au printemps, soit à l'automne.

Récolte : Les fleurs de lavande se récoltent en début de maturité, en coupant les tiges florifères et en les séchant au soleil ou dans des endroits secs.

Propriétés et indications

Propriétés par voie interne : Anti-inflammatoire, antalgique, analgésique, calmant, hypotenseur, bactéricide, antirhumatismal, antiseptique, antispasmodique, vermifuge, antimigraineux.

Propriétés par voie externe : Cicatrisant, régénératrice cutanée, antiseptique, régulateur du système nerveux, antivenimeux.

_

Indications par voie interne : Irritabilité, insomnie, stress, nervosité, anxiété, spasmes, maladie infectieuse, hypertension, atonie, rhumatismes, mal de tête, migraine, cystite, fièvre, allergie, grippe, bronchite, asthme, angoisse, parasite intestinal, insuffisance des règles, diarrhées, sautes d'humeur, toux spasmodique.

Indications par voie externe : Toux, émotivité, agitation des enfants, couperose, gale, morsure, tensions psychiques, surmenage, crampes, contractures, douleurs musculaires, règles douloureuses, hypertension, palpitations, escarre, bronchite, laryngite, rhinite, spasmes nerveux et abdominaux, sinusite, dermatose, eczéma, acné, brûlure, piqûre d'insecte, anti-poux, coup de soleil, plaie, cicatrice, affections pulmonaire, douleurs articulaires.

Synergies et utilisations

Synergies : Ylang Ylang, Orange douce, Eucalyptus globulus, Eucalyptus citronné, Hélichryse italienne, Gaulthérie couchée, Bois de rose, Géranium.

Modes d'utilisation

Voie interne et externe (cutanée), voie respiratoire.

Utilisation par voie interne :

Toux spasmodique et dystonies nerveuses : 2 à 3 gouttes dans une cuillère à café de miel ou sur un quart de sucre, trois fois par jour.

_

Utilisation par voie externe :

Piqûre d'insecte : 1 goutte sur la zone concernée.

Irritations de la peau / dermatoses : 1 goutte à appliquer sur la zone concernée, à l'aide d'un coton-tige.

Insomnie : Quelques gouttes en diffusion dans la chambre ou sur l'oreiller ou 1 goutte en massage sur les tempes.

Maux de tête, migraines : 1 goutte en massage sur les tempes.

Anxiété : 5 gouttes mélangées à du savon liquide. En bain pendant vingt minutes

Douleurs musculaires et articulaires : quelques gouttes en friction sur la zone douloureuse, en mélange à de l'huile essentielle de Gaulthérie et de l'huile de massage d'Arnica.

Brûlure : 3 gouttes mélangées à de l'huile végétale d'Amande douce, à appliquer sur la zone concernée.

Troubles nerveux : 2 gouttes en massage sur le plexus solaire ou sur le poignet. 30 minutes avant le coucher.

Détente : Quelques gouttes en diffusion dans l'habitat.

Insomnie chez l'enfant : Verser deux gouttes d'huile essentielle sur la taie d'oreiller

Lutter contre les mites : Quelques gouttes d'huile essentielle sur un petit morceau de bois à positionner dans le placard.

Eloigner les fourmis : Verser quelques gouttes d'huile essentielle sur leur passage.

Palpitations : Quelques gouttes d'huiles essentielles de Lavande et d'Ylang Ylang en diffusion dans l'habitat.

Gencives / dents sensibles : Mélanger 3 gouttes d'huile essentielle de Lavande et Clou de girofle à 9 gouttes d'huile d'Olive. Masser la zone douloureuse 3 fois par jour.

Petites histoires et vieilles recettes

- Les fleurs de la lavande sont utilisées pour parfumer les armoires et placards ainsi que le linge. Frictionner quelques fleurs et les enfermer dans un sachet en tissu ou en organza pour parfumer une armoire. Quelques gouttes dans la lessive parfument agréablement le linge.

- Pour parfumer l'intérieur de l'habitat, imbiber quelques gouttes d'huile essentielle sur un coton puis aspirer celui-ci afin qu'il soit placé à l'intérieur de l'aspirateur. Passer l'aspirateur diffusera l'odeur fraîche et agréable de la lavande dans toute la maison.

- L'huile essentielle et les fleurs de lavande sont antivenimeuses. Lorsque les chiens sont mordus par les vipères, les chasseurs frictionnent les morsures de leurs compagnons avec des fleurs de lavande.

- **Fabrication à l'ancienne d'une eau de lavande** : Ajouter soixante grammes de fleurs fraîches de lavande à un litre d'alcool à 70 degrés. Laisser macérer pendant un mois avant de filtrer.

- Il est dit que pour faire des rêves prémonitoires, il suffit de masser le front et les tempes avec des fleurs de lavande fraiches.

Avertissements

- Ne pas utiliser cette huile chez les enfants de moins de 7 ans

- Certains composés de cette huile essentielle peuvent déclencher des allergies chez certaines personnes. Il est préférable de réaliser un test cutané 48 heures à l'avance

- La lavande n'est pas compatible avec l'iode et les sels de fer

- Cette huile ne doit pas être utilisée en même temps que des médicaments ou des produits naturels anticoagulants

- Ne convient pas aux femmes enceintes ou allaitantes

- Ne convient pas aux personnes souffrant d'Asthme ou de diabète.

Les informations présentes ci-dessus et ci-après ne constituent en aucun cas un avis médical.

<u>Recette</u>

Masque anti-poux

Temps de réalisation : 25 mn
Conservation : 3 mois

Beurre de Karité – *7 cuillères à soupe*
Antioxydant – *7 gouttes*
HE Lavande vraie – *15 gouttes*
HE Géranium Egypte – *15 gouttes*
HV Coco – *9 cuillères à soupe*

_

Chauffer le beurre de Karité et l'huile de coco au bain-marie. Ajouter les huiles essentielles, mélanger. Incorporer l'antioxydant. Transvaser la préparation dans un pot de 100 ml puis laisser refroidir à température ambiante. Appliquer le baume sur l'ensemble de la chevelure et du cuir chevelu. Laisser poser pendant 15 mn, peigner avec un peigne spécial poux et lentes. Rincer et laver les cheveux.
<u>Renouveler chaque jour jusqu'à disparition des poux</u>.

_

<u>Mesures d'hygiène</u> : il est important de bien se laver les mains avant et après l'emploi des ingrédients cités ci-dessus.

Recette
Tisane relaxante

Temps de préparation : 15 mn
Conservation : Aucune

Fleurs de lavande
Feuilles de Tilleul
Fleurs de Passiflore
Feuilles de verveine

_

Répartir à part égales les plantes (environ cinq grammes par tasse) et les ajouter dans une boule à thé.
Verser de l'eau bouillante puis laisser infuser 10 mn.
Retirer la boule à thé et déguster.
Consommer une tasse trois fois par jour.

_

Cette tisane peut se boire aussi bien chaude que froide. Préparée à l'avance, elle doit être consommée dans la journée.

_

Mesures d'hygiène : il est important de bien se laver les mains avant l'emploi des ingrédients cités ci-dessus.

Recette

Huile pour frictions,
Temps hivernal

Temps de préparation : 10 mn
Conservation : 1 à 3 mois

HE Lavande vraie – *5 cuillères à café*
HE Pin sylvestre – *2 cuillères à café*
HE Camphre – *1 cuillère à café*
HV Pépins de raisins – *50 cuillères à soupe*

* *

Verser l'huile végétale dans un flacon en verre ambré.
Ajouter les huiles essentielles à l'huile végétale.
Mélanger la synergie avec une cuillère en bois de préférence.
Masser le thorax, la poitrine et le haut du dos chaque soir pendant sept jours en prévention des microbes et virus.
Ou utiliser cette huile dès les premiers symptômes.

* *

Mesures d'hygiène : il est important de bien se laver les mains avant et après l'emploi des ingrédients cités ci-dessus.

Recette
Huile de massage

Temps de préparation : Plusieurs jours
Conservation : Plusieurs mois

Fleurs de lavande – *70 à 100 g*
Huile d'Olive – *1 litre*

_

Faire sécher les fleurs de lavande (de préférence au soleil ou dans un endroit sec et aéré).
Ajouter les fleurs dans un flacon en verre contenant l'huile d'Olive puis faire sécher au soleil pendant environ quinze jours. Filtrer.
Sans soleil, chauffer le mélange au bain-marie pendant environ deux heures puis filtrer.

_

Cette huile de massage peut être utilisée pour la détente et la relaxation ainsi que pour les douleurs articulaires et musculaires. Elle aidera également à la cicatrisation et contribuera à la beauté de la peau.

_

Mesures d'hygiène : il est important de bien se laver les mains avant l'emploi des ingrédients cités ci-dessus.

Recette
Gommage doux,
Corps et pieds secs

Temps de préparation : 5 mn
Conservation : Utilisation immédiate

Miel – *2 à 3 cuillères à soupe*
Sucre en poudre – *2 cuillères à soupe*
HE Lavande vraie – *2 gouttes*

_

Dans un bol, verser le miel (préalablement ramolli au bain-marie) puis l'huile essentielle de Lavande.
Mélanger et ajouter le sucre en pluie fine.
Mélanger jusqu'à rendre la préparation homogène et plus épaisse.
Appliquer en massages sur une peau lavée et humide puis rincer.

_

Pour une peau encore plus douce, appliquer un baume hydratant après le gommage.

_

Mesures d'hygiène : il est important de bien se laver les mains avant l'emploi des ingrédients cités ci-dessus.

Recette

Cataplasme brûlures et plaies

Temps de préparation : Environ 15 mn
Conservation : Aucune

Argile verte – *5 cuillères à café*
HV Millepertuis – *1 cuillère à café*
HE Lavande vraie – *2 gouttes*

_

Chauffer l'argile au bain-marie jusqu'à ce qu'elle atteigne une température tiède. Ajouter les huiles essentielles et végétales puis mélanger l'ensemble des ingrédients dans un récipient avec une cuillère en bois. Appliquer le mélange sur un linge propre puis sur la peau. Laisser poser pendant 30 minutes et rincer à l'eau tiède.
<u>Renouveler plusieurs fois par jour</u>.

_

<u>Mesures d'hygiène</u> : il est important de bien se laver les mains avant et après l'emploi des ingrédients cités ci-dessus.

_

Le linge utilisé pour le cataplasme doit être propre et sec et utilisé une seule fois.

Recette
Huile relaxante pour le bain

Temps de préparation : 5 mn
Conservation : 1 à 3 mois

HV Millepertuis – *30 ml*
HE Lavande vraie – *15 gouttes*
HE Ylang Ylang – *8 gouttes*
HE Orange douce – *15 gouttes*

_

Verser les huiles essentielles dans un flacon en verre ambré d'une contenance de 30 ml, puis ajouter l'huile végétale jusqu'à hauteur du flacon. Fermer puis mélanger.
Verser quelques gouttes du mélange dans l'eau du bain.

_

<u>Mesures d'hygiène</u> : il est important de bien se laver les mains avant et après l'emploi des ingrédients cités ci-dessus.

_

L'utilisation prolongée des huiles essentielles peut être dangereuses ou provoquer des réactions allergiques. Ne pas dépasser vingt minutes de bain.

Recette
Stick nez bouché,
Sinusite

Temps de préparation : 5 mn
Conservation : 1 à 2 mois

HE Lavande – *2 gouttes*
HE Menthe poivrée – *2 gouttes*
HE Niaouli – *1 goutte*

_

Oter la mèche de l'intérieur du tube plastique.
Déposer précautionneusement les gouttes d'huiles essentielles sur la mèche.
L'insérer dans le tube plastique.
Fermer. Le stick est prêt à l'emploi.
Inspirer profondément plusieurs fois dans la journée narine par narine (en bouchant la deuxième narine).

_

Mesures d'hygiène : il est important de bien se laver les mains avant l'emploi des ingrédients cités ci-dessus.

_

Lorsque le stick perd en efficacité, il est conseillé d'utiliser une nouvelle mèche.

Recette

Crème hydratante pour les mains

Temps de préparation : 15 mn
Conservation : Environ 3 mois

Beurre de Karité – *100 grammes*
HE Lavande vraie – *35 gouttes*
HE Bois de rose – *35 gouttes*
HV d'Argan – *60 gouttes*

_

Faire fondre le beurre de Karité au bain-marie jusqu'à ce qu'il soit tiède.
Ajouter les huiles essentielles et l'huile végétale puis homogénéiser la préparation.
Verser la préparation dans un pot puis laisser refroidir à l'air libre pendant une ou deux heures.
Enfin, placer la préparation au réfrigérateur pendant environ douze heures.
Appliquer sur les mains et les ongles deux à trois fois par jour.

_

Mesures d'hygiène : il est important de bien se laver les mains avant l'emploi des ingrédients cités ci-dessus.

Recette
Gel douche naturel, tous types de peaux

Temps de réalisation : 15 mn
Conservation : Environ 2 mois

Savon d'Alep - *Entier*
HE Lavande vraie – *20 gouttes*
HV Argan – *1 cuillère à soupe*

_

Râper le savon d'Alep dans une casserole puis laisser fondre à feu doux en remuant sans cesse.
Puis ajouter un litre d'eau lorsque le savon commence à ramollir.
Remuer jusqu'à dissolution du savon puis ajouter les huiles végétales et essentielles.
Lorsque le mélange est homogène et tiède, verser la préparation dans un flacon.
Laisser refroidir à température ambiante avant de refermer le flacon.
Utiliser chaque jour.

_

Mesures d'hygiène : il est important de bien se laver les mains avant l'emploi des ingrédients cités ci-dessus.

Recette

Roll-on accouchement paisible

Temps de réalisation : 5 mn
Conservation : 1 mois

HE Lavande vraie – *10 gouttes*
HV Abricot ou Amande douce – *10 ml*

* *

Dans un flacon roll-on en verre ambré, verser l'huile essentielle de Lavande.
Compléter le flacon avec l'huile végétale (jusqu'à hauteur).
Boucher, secouer, c'est prêt !
A appliquer sur la paume des mains, sur la plante des pieds ou sur la face interne du poignet gauche.
Prendre plusieurs profondes inspirations après application.
<u>A utiliser quelques jours avant l'accouchement et pendant l'accouchement dès qu'une angoisse se fait ressentir.</u>

* *

<u>Mesures d'hygiène</u> : il est important de bien se laver les mains avant l'emploi des ingrédients cités ci-dessus.

Recette

Spray assainissant pour l'intérieur de l'habitat

Temps de réalisation : 5 mn
Conservation : Plusieurs mois

HE Eucalyptus – *6 gouttes*
HE Menthe poivrée -*3 gouttes*
HE Citron – *3 gouttes*
HE Lavande vraie – *5 gouttes*
Alcool à 70°

_

Ajouter les huiles essentielles dans un flacon spray d'une contenance de 30 ml.
Compléter le flacon avec l'alcool à 70° (jusqu'à hauteur du flacon).
Secouer le mélange avant chaque utilisation.
Vaporiser dans la maison une à deux fois par jour.

*_

Mesures d'hygiène : il est important de bien se laver les mains avant l'emploi des ingrédients cités ci-dessus.
Le mélange ne doit pas être vaporisé en direction d'un animal ou d'une personne.

Recette
Parfum naturel

Temps de réalisation : 10 mn
Conservation : Plusieurs mois

HE Lavande – *3 ml*
HE Verveine – *4 ml*
HE Rose de Damas – *20 gouttes*
Essence de Sauge – *7 ml*
Alcool parfum – *100 ml*

_

Verser les huiles essentielles dans un flacon vaporisateur, en commençant par la Lavande.
Ajouter l'essence de Sauge et homogénéiser les huiles. Ajouter l'alcool. Homogénéiser délicatement.

_

Les huiles essentielles peuvent être remplacées mais il est nécessaire de toujours respecter les notes de fond, de cœur et de tête lors de la création d'un parfum.

_

<u>Mesures d'hygiène</u> : il est important de bien se laver les mains avant des ingrédients cités ci-dessus.

Recette

Eau de Cologne naturelle

Temps de réalisation : 10 mn
Conservation : Plusieurs mois

HE Lavande – *7 ml*
HE Orange – *7 ml*
HE Bergamote – *4 ml*
HE Romarin – *7 ml*
Alcool de parfum – *100 ml*

* *

Verser les huiles essentielles dans un flacon, en commençant par la Lavande.
Homogénéiser le mélange et ajuster la dose des huiles jusqu'à obtenir la senteur désirée.
Ajouter l'alcool.
Homogénéiser délicatement.
Laisse le mélange reposer un mois puis placer douze heures au congélateur (glaçage).
Filtrer puis transférer dans un flacon vaporisateur.

* *

Mesures d'hygiène : il est important de bien se laver les mains avant l'emploi des ingrédients cités ci-dessus.

Recette
Lotion tonique pour le visage

Temps de réalisation : 5 mn
Conservation : Environ 3 mois

Hydrolat de Lavande – *5 ml*
Hydrolat de fleurs d'Oranger – *10 ml*
Eau aromatique de Jasmin – *5 ml*
Eau minérale – *10 ml*
Base micellaire – *40 gouttes*
Conservateur – *15 à 20 gouttes*

_

Mélanger l'ensemble des ingrédients dans un flacon spray, en commençant par la base micellaire puis le conservateur, et en terminant par les hydrolats et les eaux aromatiques.
Homogénéiser délicatement la préparation.
Utiliser matin et soir sur une peau nettoyée.
Pour plus d'efficacité et de tonicité, conserver le flacon au réfrigérateur.

_

Mesures d'hygiène : il est important de bien se laver les mains avant et après l'emploi des ingrédients cités ci-dessus.

Recette

Huile minceur pour le corps

Temps de préparation : 10 mn
Conservation : Jusqu'à 2 mois

HE Pamplemousse – *15 gouttes*
HE Citron – *15 gouttes*
HE Sauge – *5 gouttes*
HE Lavande – *7 gouttes*
HV Pépins de raisins – *40 ml*
HV Argan – *10 ml*

* *

Verser les huiles végétales dans un bol, puis ajouter les huiles essentielles.
Homogénéiser la préparation avec une cuillère en bois.
Verser le tout dans un flacon d'une contenance de 50 ml puis reboucher.
Masser les cuisses et les hanches avec la préparation matin et soir.

* *

Mesures d'hygiène : il est important de bien se laver les mains avant et après l'emploi des ingrédients cités ci-dessus.

Notes pratiques

Notes pratiques

Notes pratiques

Notes pratiques

Notes pratiques

Notes pratiques

Notes pratiques

Notes pratiques

Notes pratiques

Notes pratiques

Notes pratiques

Notes pratiques

Notes pratiques

Mot de l’auteur

L’usage des plantes en Naturopathie est fréquent, voire essentiel. C’est pourquoi, j’ai souhaité répertorier dans cet ouvrage la plupart des maux rencontrés au quotidien, et y apporter une solution naturelle.

Essentiellement tourné vers l’Aromathérapie, cet ouvrage qui se veut pratique, s’ouvre aussi une porte vers la Phytothérapie, autre usage des plantes. Des conseils de Naturopathie y sont également glissés, afin de ne pas oublier que l’alimentation et le sport ont un rôle important pour un rétablissement rapide et optimal.

Le pouvoir des plantes est magnifique et ne doit pas être sous-estimé. Cependant, la médecine douce ne remplace pas toujours la médecine traditionnelle, il est donc capital de consulter un médecin lorsque les symptômes persistent ou s’aggravent.

Sommaire des maux par ordre alphabétique

Lexique

Affection cutanée : L'infection cutanée est une agression de la peau essentiellement d'origine bactérienne.

Anémie : L'anémie désigne un déficit en globules rouges dans le sang, ce qui peut se traduire par une diminution de la concentration en hémoglobine, de l'hématocrite et / ou du nombre d'érythrocytes par rapport aux taux normaux pour un âge donné.

Antalgique (propriété) : Un antalgique est une substance qui calme la douleur.

Antibactérienne (propriété) : Substance possédant les capacités de tuer les bactéries.

Antidouleur (propriété) : Se dit d'une substance capable d'atténuer la souffrance physique.

Antifatigue (propriété) : Se dit d'une substance possédant les capacités à éliminer les symptômes provoquant une grande fatigue.

Antifongique (propriété) : Un antifongique possède les capacités à tuer ou limiter la prolifération des champignons microscopiques.

Antihémorragique (propriété) : Substance permettant de stopper ou de limiter les hémorragies.

Anti-infectieuse (propriété) : Substance destinée à soigner les infections.

Anti-inflammatoire (propriété) : Traitement destiné à combattre les inflammations.

Antiparasitaire (propriété) : Traitement utilisé pour traiter les maladies dues aux parasites.

Antirhumatismale (propriété) : Substance utilisée pour traiter les rhumatismes.

Antiseptique (propriété) : Un antiseptique est un désinfectant à usage corporel. Il s'agit d'une substance qui tue ou prévient la croissance des bactéries, champignons et virus.

Antispasmodique (propriété) : Traitement utilisé dans le traitement des spasmes musculaire.

Antivirale (propriété) : Substance visant à lutter contre les virus.

Apaisante (propriété) : Traitement visant à apaiser un mal physique ou psychique.

Apéritive (propriété) : Substance visant à stimuler et ouvrir l'appétit.

Aromathérapie : Thérapeutique par ingestion, massage du corps ou inhalation d'huiles essentielles végétales ou d'essences aromatiques (l'aromathérapie est une branche de la phytothérapie, traitement des maladies par des produits dérivés des plantes).

Astringente (propriété) : Se dit d'une substance qui resserre et assèche les tissus, et peut faciliter la cicatrisation.

Cataplasme : Un cataplasme est une pâte, plus ou moins épaisse, réalisée à base de plantes broyées et d'eau, et destinée à soulager des douleurs ou des affections. Généralement, le cataplasme est posé directement sur la peau, puis recouvert d'un linge humide pour favoriser son action.

Cicatrisante (propriété) : Qui a la propriété de hâter ou de favoriser la cicatrisation.

Décoction : Méthode d'extraction des principes actifs des plantes. Plonger les plantes dans de l'eau froide puis porter à ébullition. Retirer ensuite la casserole du feu et laisser reposer de cinq à dix minutes.

Derme : Le derme est une des trois couches qui forment la structure de la peau. Le derme est situé entre l'épiderme et l'hypoderme.

Distension : Augmentation de surface ou de volume sous l'effet d'une tension (distension de l'estomac).

Elixir : Un élixir représente une boisson miraculeuse, magique.

Epiderme : Partie externe de la peau constituée de plusieurs couches de cellules dont la plus superficielle est cornée et produit des squames.

Excroissance : Une excroissance est une pseudotumeur inflammatoire qui fait saillie à la surface du corps, comme les verrues, les ***papillomes***…

HE : Huile Essentielle.

Holistique : Le terme holistique désigne un tout, un ensemble de techniques thérapeutiques, une approche globale.

Huiles essentielles : Liquide dans lequel les parfums d'une plante sont concentrés. Il a la particularité de ne pas se mélanger à l'eau. Il existe différentes méthodes pour extraire les huiles essentielles des plantes.

HV : Huile Végétale.

Hydrolat : Un hydrolat (ou eau de distillation) est un extrait de plante, aromatique ou non, obtenu par entraînement à la vapeur. Font partie des hydrolats, les eaux florales, obtenues à partir des fleurs.

Métabolisme : Il s'agit de l'ensemble des réactions chimiques se produisant au sein de l'organisme, et par lesquelles certaines substances s'élaborent ou se dégradent.

Naturopathie : Médecine non conventionnelle qui vise à équilibrer le fonctionnement de l'organisme par des moyens jugés naturels (régime, hygiène de vie, hygiène alimentaire, physique…). La Naturopathie fait partie des approches non conventionnelles dites holistiques.

Organisme : L'organisme est l'ensemble des organes qui constituent un être vivant.

Papillome : Un papillome est une tumeur bénigne sur la peau ou sur une muqueuse, caractérisée par une hypertrophie des papilles normales du derme.

Pathologie : La pathologie désigne l'étude des maladies, de leurs causes et de leurs symptômes.

Photosensibilisation : Augmentation de la sensibilité de la peau aux rayonnements solaires, notamment aux ultraviolets, souvent due à une substance chimique ou médicamenteuse et se traduisant par une éruption cutanée.

Propolis : La propolis est un matériau recueilli par les abeilles à partir de certains végétaux. C'est une résine végétale utilisée par les abeilles comme mortier et anti-infectieux pour assainir la ruche.

Squame : Une squame est une lamelle de peau qui est fine et qui se détache de l'épiderme. Il s'agit de cellules mortes qui deviennent visibles en cas d'inflammation du cuir chevelu ou de desquamation.

Symptômes : Un symptôme est un signe présent au niveau de l'organisme en réponse à une maladie.

Synergie : Association de plusieurs médicaments dont les modes d'action différents se renforcent.

Système immunitaire : Le système immunitaire a pour rôle de défendre l'organisme contre les infections.

Références

Secrets des plantes, Michel Pierre et Michel Lis, éditions Proxima
Compagnie-des-sens.fr
www.santeweb.ch
La phyto-aromathérapie pratique, Marcel Bernadet, éditons Dangles
Aromathérapie, Dr Jean Valnet, éditions Maloine
Phytothérapie, Dr Jean Valnet, éditions Maloine
Creapharma.ch
Passeportsante.net
Larousse.fr
L'internaute.fr
Wikipédia
Tabac-info-service.fr
Le grand livre de la Naturopathie, Christian Brun, Editions Eyrolles
Aroma-zone.fr
Allergique.org
Encyclopédie des points qui guérissent, Dr Roger Dalet, éditions Jouvence
Ooreka.fr
La Phytothérapie européenne, n° 88
La Phytothérapie européenne, n° 89
La Phytothérapie européenne, n° 91
E-sante.fr
Etat-depressif.com
Le grand guide de l'Aromathérapie, Aude Maillard et Aroma-Zone, éditions J'ai Lu
Ameli-sante.fr
Greenfacts.org

Du même auteur

Collection Santé / Famille

Sophro-Aromathérapie, mon petit éditeur, 2016

Naturopathie génovéfaine

www.naturopathiegenovefaine.fr

Retrouvez-moi aussi sur Facebook :
Jennifer DEL PINO – Naturopathe / Sophrologue

FSC
www.fsc.org
MIX
Papier | Fördert
gute Waldnutzung
FSC® C083411

Kolibri 360 GmbH
Ferdinand-Jühlke-Straße 7
99095 Erfurt, Deutschland
produktsicherheit@kolibri360.de

Druck:
CPI Druckdienstleistungen GmbH
im Auftrag der
Kolibri 360 GmbH
Ferdinand-Jühlke-Str. 7
99095 Erfurt